Christof Baur • Bernd Thurner

Die richtige Gymnastik ab 40

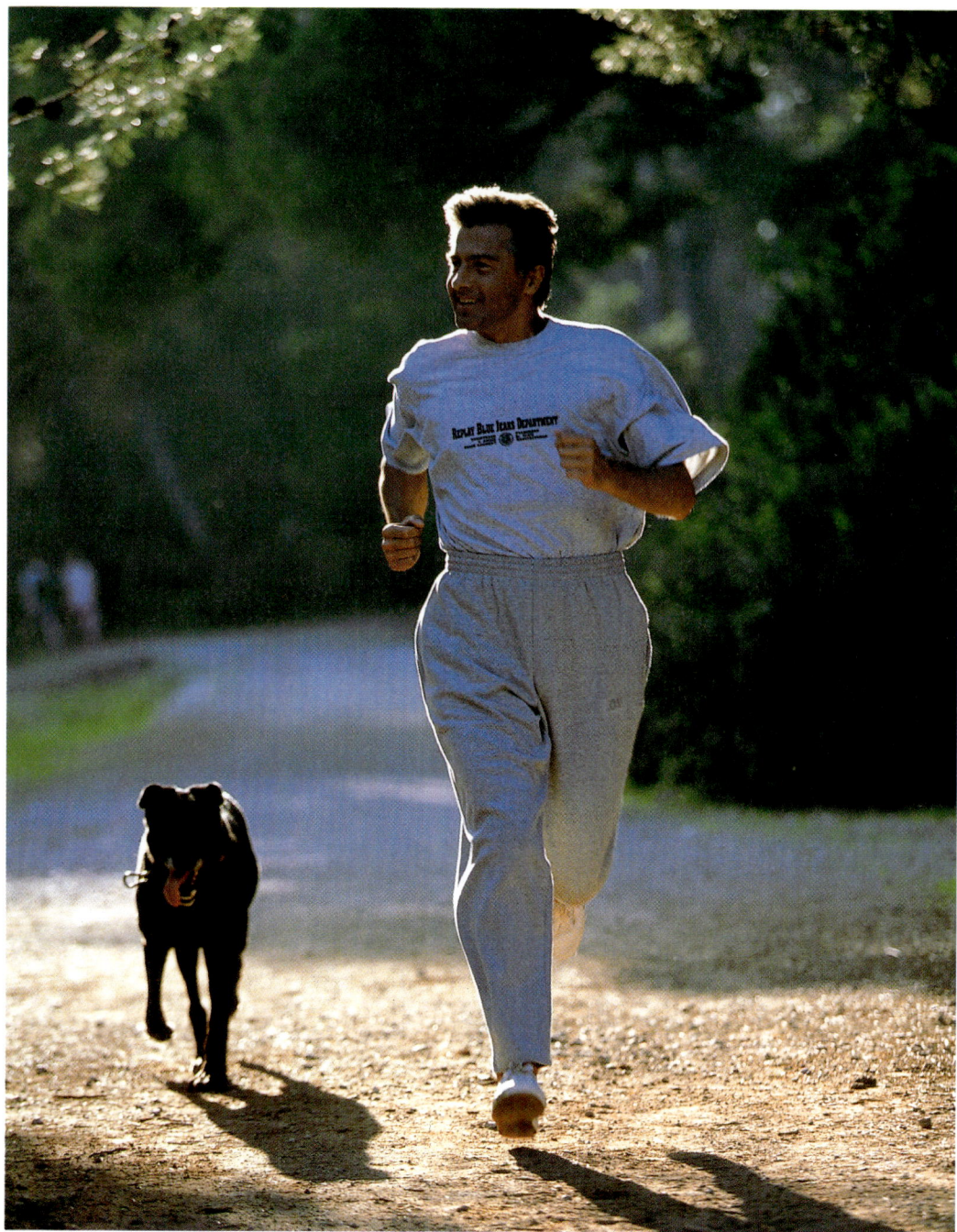

Christof Baur • Bernd Thurner

Die richtige Gymnastik ab 40

Fit und beweglich ein Leben lang

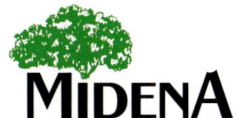

MiDenA

Inhalt

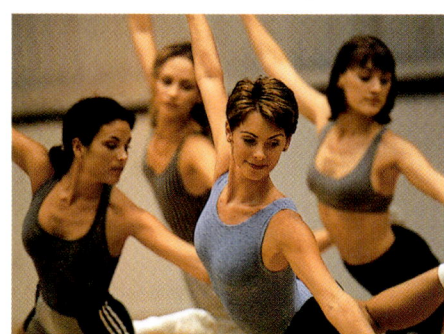

Regelmäßige Bewegung kann den Alterungsprozess mildern und Krankheiten vorbeugen.

Ihr individuelles Trainingsprogramm 60

Zunächst wird es Ihnen schwer fallen, sich regelmäßig zum Training zu zwingen, doch mit der Zeit werden Sie die positive Auswirkung davon verspüren.

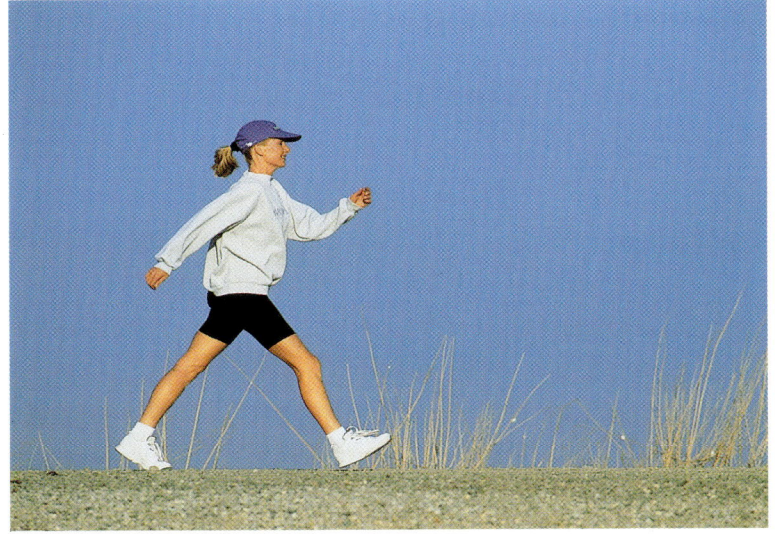

Auch beim Joggen gilt: Ein längeres leichtes Training ist effektiver als ein kurzes intensives.

Einleitung

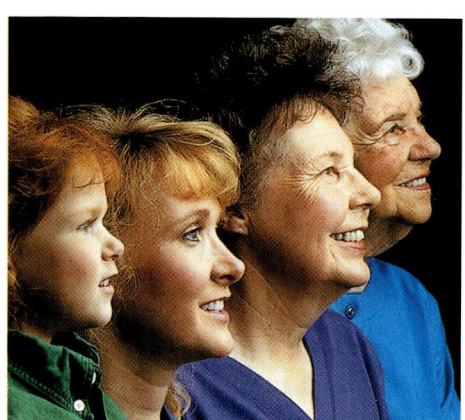

Mit Sport können Sie in jedem Alter beginnen.

»Man bewegt sich nicht, weil man alt ist?
Ist man alt, weil man sich nicht bewegt?«

Starischka 1992

Altern ist für uns alle ein Prozess, den wir nicht verhindern können. Wir erleben ihn an uns selbst, und wir erleben ihn an anderen. Manche Menschen begegnen dem mit Gelassenheit, andere wiederum wehren sich dagegen und versuchen möglichst lange möglichst jung auszusehen. Bewegung und sportliche Aktivität spielen dabei meist eine untergeordnete Rolle, allenfalls um ästhetischen Maßstäben zu genügen. Dabei ist regelmäßige und gezielte Bewegung gerade in unserer Zeit, in der viele Menschen ihr natürliches Bewegungsverhalten verlernt haben, unverzichtbar, um Körper und Geist gesund und leistungsfähig zu erhalten.

■ Jeder Mensch altert

Alle wollen alt werden, aber niemand will alt sein. Mit dem richtigen Maß an Bewegung kann beides viel Freude machen.

Trotz vieler Versprechungen und Hoffnungen kann niemand den Alterungsprozess aufhalten, und er ist immer mit körperlichen Veränderungen verbunden. Dies betrifft zum Beispiel das Herz-Kreislauf-System, den Bewegungsapparat und den Stoffwechsel – unsere Leistungsfähigkeit wird zunehmend eingeschränkt. Das bemerken wir zunächst gar nicht, doch es führt häufig zu körperlichen Beschwerden.

Falls Sie regelmäßig Sport treiben, haben Sie vielleicht die Erfahrung gemacht, dass Sie mit der Zeit nicht mehr so leistungsfähig sind wie früher oder dass Sie womöglich öfter unter Verletzungen oder Schmerzen leiden. Wenn Sie jetzt sagen: »Das ist nun einmal so, wenn man älter wird«, haben Sie nur zum Teil recht. Denn es ist erwiesen, dass man mit gezielter Bewegung den Alterungsprozess abmildern und Krankheiten, die durch Bewegungsmangel entstehen, vorbeugen kann. In diesem Sinn wird die am Anfang dieses Kapitels von Starischka gestellte Frage beantwortet: Viele Menschen altern schneller, weil sie sich nicht oder falsch bewegen. Sportliche Aktivität ist nicht etwas, das mit 40 Jahren aufhört oder weniger wichtig wird. Unser Körper ist ein Leben lang auf Bewegung und Belastung angewiesen. Bei chronischem Bewegungsmangel wird man früher oder später massive gesundheitliche Probleme bekommen.

Probieren Sie es einfach mal! Auch wenn Sie sich bisher für eher unsportlich gehalten haben – die Übungen in diesem Buch sind für jede Leistungsstufe geeignet.

■ Das will dieses Buch

Dieses Buch möchte Sie dazu motivieren und anleiten, durch gezieltes Sporttreiben und Bewegen gesund und fit älter zu werden. Legen Sie die Verantwortung dafür nicht in die Hände von Ärzten, Therapeuten, Trainern oder Beratern. Sie liegt einzig und allein bei Ihnen selbst!

Egal, wie alt Sie sind, Sie können jederzeit mit Sport beginnen. Natürlich ist es besser, so früh wie möglich damit anzufangen, sich regelmäßig zu bewegen. Doch auch, wenn Sie erst spät auf den Geschmack gekommen sind – packen Sie's an! In diesem Buch finden Sie Sportarten und vor allem auch Übungen, die den altersbedingten Veränderungen Rechnung tragen und entsprechend

Sportliche Aktivität an der frischen Luft steigert das körperliche und geistige Wohlbefinden.

schonend und ohne Risiko absolviert werden können. Sportneulinge bekommen hier Anleitungen, wie sie mit leichten Übungen beginnen und sich ein individuelles Trainingsprogramm aufbauen können. Das Buch richtet sich aber auch an passionierte Sportler, die auf der Suche nach Sportarten und Übungen sind, die ihrem Alter entsprechen.

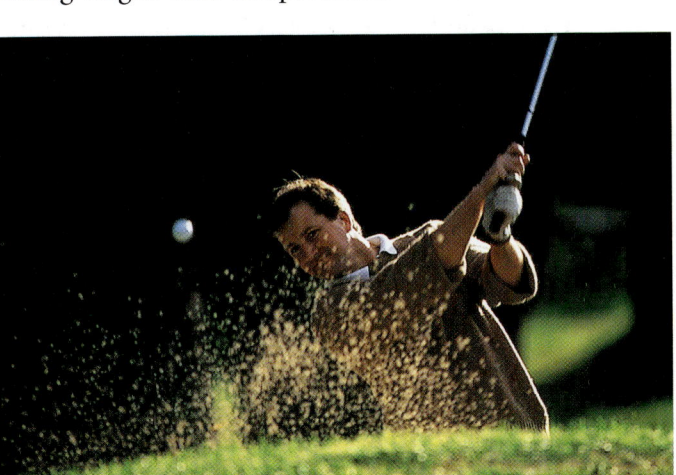

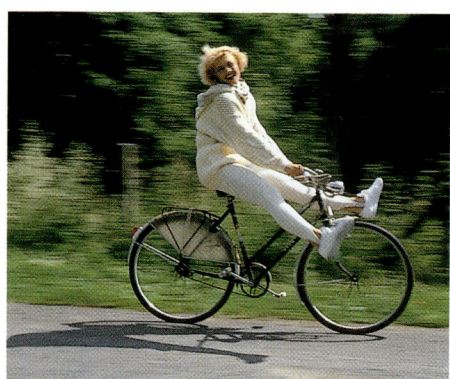

Das richtige Maß an Bewegung wirkt sich positiv auf den Allgemeinzustand aus.

Das sollten Sie wissen

Grundsätzlich ist es möglich, die in diesem Buch dargestellten Übungen auch ohne theoretische Vorkenntnisse durchzuführen. Wenn Sie jedoch mehr darüber erfahren wollen, was beim Älterwerden eigentlich passiert, welche Organe betroffen sind und welches Erkrankungsrisiko damit verbunden ist, und wenn Sie wissen möchten, warum und wie Sport und Bewegung sich positiv auf den Alterungsprozess und die Gesundheit auswirken, dann sollten Sie das folgende Kapitel aufmerksam lesen. Sie können nur dann selbst die Verantwortung für Ihre Gesundheit übernehmen, wenn Sie Fachmann in eigener Sache werden.

Der Alterungsprozess

In den Industrieländern hat sich die Lebenserwartung des Einzelnen im Vergleich zum Anfang dieses Jahrhunderts verdoppelt: Unser Körper ist kaum noch schwerer körperlicher Arbeit oder häufigen schweren Infektionskrankheiten ausgesetzt.

Was wir allgemein mit »Altern« bezeichnen, ist ein körperlicher Prozess, der etwa ab dem vierten Lebensjahrzehnt beginnt und durch eine gleichmäßige Abnahme der körperlichen Leistungsfähigkeit und Belastbarkeit gekennzeichnet ist. Gewöhnlich machen viele Menschen den Alterungsprozess vor allem an der Veränderung des äußeren Erscheinungsbildes fest. Spätestens, wenn wir die ersten Falten oder die ersten grauen Haare entdecken, heißt es: »Jetzt werde ich alt!«

Aus medizinischer Sicht ist jedoch die Veränderung von Organen und Organsystemen von wesentlich größerer Bedeutung, denn diese haben zur Folge, dass die körperliche Leistungsfähigkeit abnimmt und das Erkrankungsrisiko ansteigt. So werden z. B. die Knochen brüchiger, die Muskelmasse nimmt ab, das Gewebe verliert an Elastizität und auch das Immunsystem wird schwächer.

■ Das biologische Alter zählt

Es lassen sich zwei Arten des Alters unterscheiden: Das kalendarische Alter bezeichnet lediglich die Jahre und sagt aus, ob Sie 40, 50 oder 60 Jahre alt sind. Einen 70-Jährigen werden Sie wahrscheinlich als alt bezeichnen. Erfahren Sie jedoch, dass diese Person einmal im Jahr einen Marathon läuft, sagen Sie vermutlich: »Der ist aber jung geblieben!« Denn hier spielt das biologische Alter die wesentliche Rolle, und dies sagt etwas über die körperliche Leistungsfähigkeit aus. Unser Körper hält sich nicht an den Ablauf von Kalenderjahren. Vielmehr reagiert er auf äußere Reize wie z. B. körperliches Training. So kann ein 70-Jähriger ohne weiteres über die Ausdauer eines 40-Jährigen verfügen, oder ein 60-Jähriger kann weit mehr Kraft als ein 30-Jähriger haben.

Der Alterungsprozess kann also sehr unterschiedlich verlaufen. Manche Menschen werden ihr Leben lang nicht schwer krank, sind immer leistungsfähig und sterben irgendwann eines natürlichen Todes. Man nennt diesen Prozess »primäres Altern«, doch das gibt es nur selten. Von »sekundärem Altern« wird gesprochen, wenn Menschen an einer Krankheit oder durch einen Unfall sterben. Sie erleben ihre natürliche Lebensspanne nicht.

Richtig dosierte körperliche Betätigung verlängert zwar nicht die natürliche Lebensspanne, doch das Risiko, vorzeitig an Krankheit oder Unfall zu sterben, wird erheblich vermindert. Dies wurde inzwischen vielfach wissenschaftlich nachgewiesen. Des Weiteren tragen Sport und Bewegung dazu bei, Krankheiten, die die Lebensqualität einschränken, zu verhindern oder zu verbessern, wie beispielsweise Bandscheibenschäden oder Übergewicht.

Kalendarisches und biologisches Alter weichen häufig voneinander ab, denn das biologische Alter können wir durch unseren Lebensstil beeinflussen.

■ Warum altern wir?

Es gibt eine Reihe sehr unterschiedlicher Theorien über den Alterungsprozess. Obwohl letztlich noch unklar ist, warum wir altern, scheint doch sicher zu sein: Die entsprechende Information ist in unseren Erbanlagen verankert. So ist z. B. die Dauer unserer natürlichen Lebensspanne in den Genen vorgegeben. Ob wir sie ausschöpfen können, hängt jedoch von äußeren Faktoren ab.

Frauen leben länger. Heute liegt die Lebenserwartung für Frauen bei 75 bis 80 Jahren, Männer werden 73 Jahre alt.

Die Wissenschaftler sind sich darüber einig: Der Alterungsprozess beginnt in der Zelle und betrifft jede einzelne Zelle unseres Körpers. Darüber hinaus gibt es verschiedene Theorien. So nehmen manche an, dass die in den Erbanlagen ständig stattfindenden Reparaturvorgänge im Alter abnehmen beziehungsweise gestört werden. Eine andere Auffassung besagt, reparierte Erbanlagen besitzen nicht mehr dieselbe Leistungsfähigkeit und lösen damit den Alterungsprozess aus. Daneben existieren noch eine Reihe anderer Theorien.

■ Wie wirkt sich der Alterungsprozess aus?

Gegen das Altern unserer Körperzellen können wir nichts tun. Doch wir können die negativen Folgen einschränken

Warum auch immer die Zellenaktivität geringer wird, jeder Alterungsprozess ist mit den gleichen Symptomen verknüpft:
➤ Die Leistungsfähigkeit nimmt ab.
➤ Die Erholungsfähigkeit wird geringer.
➤ Die Anpassungsfähigkeit sinkt.

Vielleicht haben Sie diese Veränderungen an sich selbst schon bemerkt: Sie sind im Alltag oder im Sport im Lauf der Jahre weniger leistungsfähig und belastbar geworden, müssen sich häufiger und länger erholen und können sich auf neue, ungewohnte Situationen nicht mehr so schnell einstellen.

Die folgende Abbildung zeigt den Verlauf der Leistungsfähigkeit untrainierter Menschen zu unterschiedlichen Zeitpunkten.

Die Leistungsfähigkeit eines Untrainierten steigt etwa bis zum 30. Lebensjahr an, erreicht dort ihren Zenit und fällt dann kontinuierlich ab.

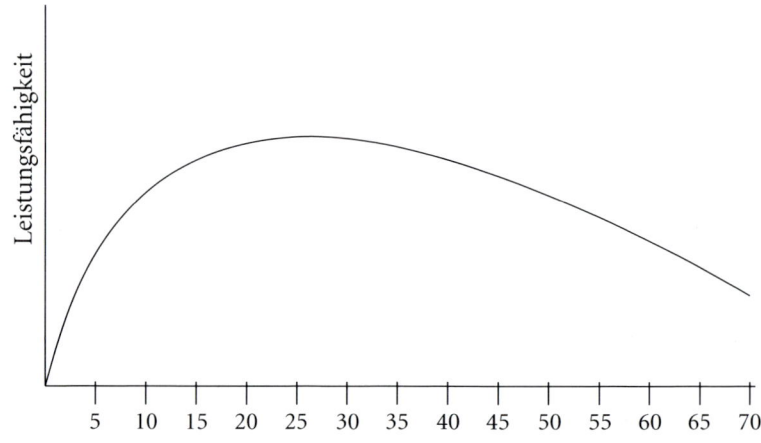

Das Abfallen der Kurve ab dem 30. Lebensjahr kommt allerdings nur zu einem bestimmten Teil durch den natürlichen Alterungsprozess zu Stande. Beeinflussende Faktoren sind außerdem:

➤ Die Folgen von Bewegungsmangel
➤ Die Folgen von Krankheit und Risikofaktoren (z. B. Übergewicht, Rauchen)

Zum Teil sind diese Faktoren nicht zu beeinflussen (primärer Alterungsprozess), zum Teil können Sie aber selbst aktiv den Verlauf verzögern. So lässt sich durch Bewegung, Aktivität und Sport der Verlust der Leistungsfähigkeit bremsen, ein Vorgang, der gleichzeitig vielen Krankheiten vorbeugt. Wenn Sie mit 40 anfangen, Sport zu treiben, können Sie das Absinken der Kurve zwar nicht stoppen, jedoch verlangsamen. Bei einem lebenslangen, zielgerichteten Training verläuft die Kurve sogar auf einem ganz anderen Niveau:

Auch wer erst spät mit dem Training beginnt, kann das Absinken der Leistungskurve deutlich verlangsamen.

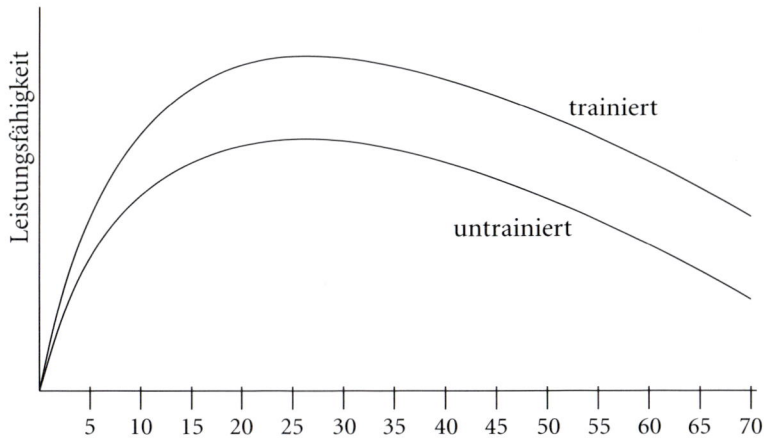

Die Abbildung zeigt, dass ein trainierter 60-Jähriger über die gleiche Leistungsfähigkeit verfügt wie ein Untrainierter mit 30 oder 40 Jahren. Nur so ist auch die erstaunliche Leistung mancher Seniorensportler zu erklären, die noch mit 70 hoch aktiv sind. Um gesund zu altern, müssen Sie natürlich keine Höchstleistungen vollbringen. Wichtiger ist Regelmäßigkeit, denn nur ausgewogenes Training wirkt altersbedingten Veränderungen entgegen.

So verändert sich der Körper

Doch wie sehen nun all diese körperlichen Veränderungen aus? In der nachfolgenden Auflistung können Sie nachlesen, wie sich das Altern auf die verschiedenen Organe und Organsysteme im Einzelnen auswirkt. Außerdem finden Sie unter jedem Abschnitt einen Hinweis (→), der über die Bedeutung, die Folgen und das konkrete Krankheitsrisiko der jeweiligen Veränderungen informiert.

■ Herz-Kreislauf-System

Die körperlichen Veränderungen beim Älterwerden führen im Regelfall zu einer Verschlechterung der Organfunktionen.

Herz
➤ Abnahme des Herzmuskelgewebes
➤ Geringere Menge Blut, die mit jedem Herzschlag in den Kreislauf gepumpt wird
➤ Verminderung der maximalen Herzfrequenz
➤ Schlechtere Durchblutung des Herzens (Herzkranzgefäße)
→ Abnahme der allgemeinen Leistungsfähigkeit und Belastbarkeit sowie der Ausdauerleistung

Gefäße
➤ Verhärtung und geringere Elastizität
➤ Vermehrt Ablagerungen (Cholesterin) an den Gefäßwänden
➤ Dadurch geringerer Gefäßdurchmesser
→ Schlechtere Durchblutung von z. B. Herz oder Gehirn; es besteht das Risiko von Herzinfarkt oder Gehirnschlag

Blut
➤ Geringere Blutmenge
➤ Erhöhung des Cholesteringehaltes
→ Ablagerung an den Gefäßwänden, Arterienverkalkung

Mit einem gezielten Bewegungsprogramm können Sie diesen altersbedingten Veränderungen entgegenwirken.

Blutdruck
➤ Zunahme des systolischen (unteren) und zum Teil des diastolischen (oberen) Wertes
→ Höhere Belastung der Gefäße

Lunge

➤ Zahl der Lungenbläschen nimmt ab
➤ Geringeres Volumen der ausgetauschten Atemluft
➤ Mehr Atemzüge pro Minute
→ Geringere Sauerstoffaufnahme; Ausdauerleistung nimmt ab

■ Stütz- und Bewegungsapparat

Knochen

➤ Geringere Knochendichte
➤ Zunehmende Sprödigkeit und Brüchigkeit
→ Osteoporose; Gefahr von Knochenbrüchen

Knorpel

➤ Abnutzung des Gelenkknorpels und der Bandscheiben durch Wasserverlust
→ Arthrose; Bandscheibenprobleme, z. B. Bandscheibenvorfall, Ischiasschmerzen/»Hexenschuss«

Sehnen, Bänder

➤ Abnahme der Elastizität
→ Geringere Gelenkstabilität

Muskulatur

➤ Verringerung der Muskelmasse
➤ Abnahme vor allem der Muskelfasern, die für schnelle Bewegungen zuständig sind
→ Geringere Muskelkraft; geringere Muskelausdauer; geringere Schnelligkeit

All diese Symptome sind den Beschwerden sehr ähnlich, die auch Jüngere bei Trainings- beziehungsweise Bewegungsmangel haben.

■ Nervensystem und Sinnesorgane

Gehirn

➤ Das Gehirn wird leichter.
➤ Die Zahl der Nervenzellen nimmt ab.
➤ Die Übertragungsgeschwindigkeit zwischen den Nervenzellen nimmt ab.

Auch geistige Beweglichkeit kann man trainieren, z. B. durch Lesen, Reisen, Fremdsprachen lernen oder Kontakt mit anderen Menschen.

➤ Die Hirngefäße verkalken.

→ Abnahme verschiedenster Hirnleistungen, z. B. Merkfähigkeit, Erinnerungsvermögen, Aufmerksamkeit, Reaktionsfähigkeit, Bewegungskoordination

Auge

➤ Verkleinerung der Pupille

➤ Abflachung der Linse

→ Schlechteres Sehen

Ohr

➤ Verknöcherung der Schnecke

➤ Abnahme der Nervenendigungen im Ohr

→ Schlechteres Hören (besonders höherer Frequenzen)

Haut

➤ Flüssigkeitsverlust

➤ Verlust an Elastizität

→ Dünne und runzelige Haut

Sport treiben – Nutzen und Risiko

Aus dem bisher Gesagten folgt, dass Sie dem Alter keineswegs hilflos ausgeliefert sind, sondern selbst etwas tun können. Sie haben es in der Hand, durch Bewegung und Sport Ihre Gesundheit und Fitness zu erhalten beziehungsweise ganz neu zu erwerben. Womöglich haben Sie aber Angst, etwas falsch zu machen und sich dabei zu schaden? Wenn Sie Nutzen und Risiko abwägen, sollten Sie eines nicht vergessen: Die Menschen, die sich überhaupt nicht bewegen, schaden ihrer Gesundheit wesentlich mehr als diejenigen, die beim Sport etwas falsch machen!

■ Das bringt Ihnen der Sport

➤ Training wirkt den altersbedingten Veränderungen des Körpers entgegen.

➤ Sie werden leistungsfähiger als untrainierte Menschen.

➤ Sport und Bewegung wirken gegen Bewegungsmangelerscheinungen und beugen vielen Erkrankungen vor, die im Alter gehäuft auftreten.

➤ Sie können in jedem Alter anfangen, Sport zu treiben. Es ist nie zu spät!

➤ Sie können sich in jedem Alter verbessern. Die Ausrede »Dazu bin ich zu alt« zählt nicht.

➤ Sport trainiert nicht nur den Körper, sondern auch den Geist.

➤ Sie werden entspannter und ausgeglichener.

■ Ihr Risiko beim Sport

➤ Sport stellt dann ein Risiko dar, wenn Sie nicht gesund sind.

➤ Wenn Sie Sport falsch betreiben, besteht die Gefahr von Überlastungen und Verletzungen. Für ältere Menschen ist vor allem von einer zu hohen Belastung abzuraten.

➤ Risiken kann man senken. Wie Sie das tun, erfahren Sie in diesem Buch.

Überschätzen Sie sich nicht! Wenn Sie Ihre körperlichen Fähigkeiten kennen und entsprechend trainieren, ist die Gefahr von Verletzungen sehr gering.

Die motorischen Fähigkeiten

Die motorischen Fähigkeiten eines Menschen umfassen die allgemeine Kondition und Koordination. Um genau erklären zu können, was bei den unterschiedlichen Sportarten zu berücksichtigen ist, welchen Nutzen bestimmte Sportarten haben und welche Risiken auftreten können, hat die Sportwissenschaft die motorischen Fähigkeiten systematisiert und unterscheidet die motorischen »Grundeigenschaften«. Darunter versteht man Ausdauer, Kraft, Beweglichkeit, Schnelligkeit und Koordination. Je nachdem, welche dieser Eigenschaften Sie trainieren, wird Ihr Körper unterschiedlich beeinflusst. Dabei kann man von folgenden Regeln ausgehen:

➤ Ausdauer trainiert das Herz-Kreislauf-System.

➤ Kraft und Beweglichkeit trainieren den Bewegungsapparat.

➤ Koordination und Schnelligkeit trainieren das Zusammenspiel zwischen Gehirn und Muskulatur.

Die fünf motorischen Grundeigenschaften sind: Ausdauer, Kraft, Beweglichkeit, Koordination und Schnelligkeit.

Ausdauer

Ausdauer ist die Fähigkeit, eine gegebene Belastung ohne Ermüdung über einen längeren Zeitraum aushalten zu können und der Ermüdung zu widerstehen, wenn sie eintritt.

Schwimmen, Radfahren und Joggen sind klassische Ausdauersportarten. Eine gelenkschonende Version des Joggens ist »Walken«, also schnelles Gehen.

Man unterscheidet die »allgemeine Muskelausdauer«, bei der mehr als ein Sechstel der gesamten Muskulatur arbeitet, und die »lokale Muskelausdauer«, bei der weniger als ein Sechstel arbeitet. (Die Muskulatur eines Beines entspricht in etwa einem Sechstel der gesamten Muskulatur.) Ausdauersportarten trainieren immer die allgemeine Muskelausdauer und haben damit auch den höchsten Effekt auf das Herz-Kreislauf-System.

■ Energie durch Sauerstoff

Ausdauer lässt sich auch dahin gehend unterscheiden, ob die benötigte Energie mit Sauerstoff (»aerob«) oder ohne Sauerstoff (»anaerob«) bereitgestellt wird. Sauerstoff ist notwendig, um in der Muskulatur durch Verbrennung von Kohlehydraten oder Fetten Energie zu erzeugen. Wenn durch Atmung und Blutkreislauf genügend Sauerstoff zur Muskulatur gebracht wird, kann die Belastung aufrecht erhalten werden, solange Brennstoffe vorhanden sind. Bei geringer Belastung, wie etwa gemütlichem Radfahren, trainieren wir also aerob. Wenn Sie sich beispielsweise noch unterhalten können, steht in jedem Fall genügend Sauerstoff zur Verfügung.

Aus gesundheitlicher Sicht ist das Training der aeroben Ausdauer sehr viel wichtiger, da diese das Herz-Kreislauf-System am effektivsten und schonendsten trainiert.

Bei hoher Belastungsintensität muss der Organismus auf die anaerobe Energiebereitstellung zurückgreifen. Die Muskulatur benötigt jetzt mehr Sauerstoff, als durch das Herz-Kreislauf-System herantransportiert werden kann. Es tritt ein vorübergehender Sauerstoffmangel auf. Vielleicht kennen Sie das Gefühl der Übersäuerung der Muskulatur, das dadurch hervorgerufen wird. Eine solche Belastung muss sehr bald abgebrochen werden.

Prinzipiell machen beide Vorgänge für den Organismus Sinn und sind notwendig, da wir uns manchmal lange und langsam, manchmal aber auch kurz und schnell bewegen müssen. Solange der Sport lediglich der allgemeinen Fitness dienen soll, ist nur ein aerobes Training interessant.

■ Ausdauer und Gesundheit

In der Statistik der Todesursachen stehen Erkrankungen des Herz-Kreislauf-Systems, z. B. die koronare Herzkrankheit, an erster Stelle zusammen mit Krebserkrankungen.

Inzwischen wurde wissenschaftlich nachgewiesen, dass Menschen, die regelmäßig ihre Ausdauer trainieren, seltener am Herz-Kreislauf-System erkranken als Untrainierte. Neben Bewegungsmangel spielen allerdings auch Risikofaktoren wie falsche Ernährung und damit einhergehendes Übergewicht, Nikotin- und Alkoholmissbrauch oder Stress eine wichtige Rolle. Auch Risikofaktoren, die selbst schon eine Erkrankung darstellen, erhöhen die Gefahr von Herz-Kreislauf-Erkrankungen. Dazu zählen: Bluthochdruck, erhöhter Cholesterinspiegel, Zuckerkrankheit und erhöhte Harnsäurewerte im Blut.

»Ein gesunder Geist wohnt in einem gesunden Körper« – diese Weisheit ist »alterslos«. Wir sollten sie umso mehr beherzigen, je mehr der Zahn der Zeit an unserer physischen Konstitution nagt.

Körperliche Veränderungen durch Ausdauertraining

Herz	– Zunahme des Herzmuskelgewebes – Größere Menge Blut, die pro Herzschlag in den Kreislauf gepumpt wird – Niedrigerer Ruhepuls – Geringerer Sauerstoffbedarf des Herzens – Bildung neuer, kleinster Gefäße – Regulierung des Blutdrucks
Muskulatur	– Vergrößerung der Energiespeicher (z. B. Kohlehydrate) – Vermehrung und Vergrößerung der Mitochondrien (Kraftwerke der Muskelzelle) – Bildung neuer, kleinster Gefäße
Stoffwechsel	– Aktivierung des Fettstoffwechsels – Regulierung des Cholesterinspiegels – Verbesserung der aeroben Energiebereitstellung
Atmung	– Zunahme des Lungenvolumens – Kräftigung der Atemmuskulatur – Niedrigere Ruheatemfrequenz
Immunsystem	– Stimulierung und Stabilisierung – Erhöhung der Aktivität einzelner Zellen (z. B. Leukozyten)

Bei vielen Menschen, die regelmäßig Sport treiben, konnte festgestellt werden, dass sie ihre Lebensgewohnheiten automatisch geändert haben: Sie achten auf gesunde Ernährung oder weniger Zigarettenkonsum und bauen Stress ab.

Sport verträgt sich schlecht mit einer ansonsten ungesunden Lebensweise – die meisten trinken fast automatisch weniger und essen gesünder.

In Bezug auf Krebserkrankungen ist zur Zeit noch nicht ausreichend untersucht, inwieweit Ausdauertraining vorbeugend wirkt. Man konnte allerdings nachweisen, dass sich ein leichtes Ausdauertraining positiv auf unser Immunsystem auswirkt, welches ursächlich mit Krebs in Zusammenhang steht. Es gibt sogar Berichte von Triathleten, die überzeugt sind, durch ihr umfangreiches, wenig intensives Training den Krebs besiegt zu haben.

■ Positive Effekte des Ausdauertrainings

Insgesamt hat Ausdauertraining zur Folge, dass vor allem das Herz, aber auch der gesamte Organismus, unter Belastung leistungsfähiger und im Ruhezustand vermehrt geschont wird. Dabei hat besonders das Training der allgemeinen aeroben Muskelausdauer durch Sportarten wie Schwimmen, Rad fahren oder Joggen die gesundheitsförderlichen Effekte. Anaerobe, also sehr intensive Belastungen, verursachen Sauerstoffmangel und sind deshalb für ein Ausdauertraining nicht geeignet, insbesondere wenn eine Erkrankung des Herz-Kreislauf-Systems vorliegt.

Tipps zum Ausdauertraining

■ Den größten Effekt für Ihre Gesundheit und Ihre Ausdauer erreichen Sie durch Sportarten wie Joggen, Rad fahren, Schwimmen, Langlauf, Wandern und Inline-Skating.

■ Joggen belastet Ihre Gelenke (Knie, Hüfte) mehr als Rad fahren oder Schwimmen. Wenn Sie langsam beginnen und sich gemächlich steigern, passen sich die Gelenke jedoch im Lauf der Zeit an die Belastung an.

■ Sie müssen sich nicht verausgaben. Ein längeres leichtes Training ist effektiver als ein kurzes intensives.

■ Sie sollten sich noch unterhalten können! Wählen Sie Ihr »Wohlfühltempo«.

■ **Ausdauertraining ab 40**

Zahlreiche Untersuchungen belegen, dass jeder Mensch, egal wie alt er ist, seine Ausdauerleistung durch entsprechend dosiertes Training verbessern kann – dies wurde selbst bei über 70-Jährigen nachgewiesen. Sie können also in jedem Alter mit Ausdauertraining beginnen! Dazu brauchen Sie nur das O.K. Ihres Arztes und ein vernünftiges Trainingsprogramm.

Kraft

Kraft bezeichnet die Fähigkeit der Muskulatur, auf einen Widerstand zu reagieren bzw. einen Widerstand zu überwinden. Das kann dynamisch sein, also durch Bewegung, oder statisch, wobei keine Gelenkbewegung stattfindet, wie beispielsweise bei isometrischen Übungen. Man unterscheidet folgende drei Arten von Kraft:

➤ Maximalkraft (höchste Kraft gegen einen Widerstand)
➤ Schnellkraft (Widerstände mit höchster Geschwindigkeit überwinden)
➤ Kraftausdauer (Fähigkeit der Muskeln, lang andauernde Kraftleistungen ohne Ermüdung durchzuhalten)

Wie Sie Ihr Ausdauertraining gestalten und was Sie dabei beachten müssen, können Sie im Kapitel »Ihr individuelles Trainingsprogramm« nachlesen.

■ **Kraft und Gesundheit**

Wenn Sie die Begriffe Kraft oder Krafttraining hören, haben Sie vermutlich zunächst überproportionierte Bodybuilder oder Gewichtheber vor Augen und denken: »Das brauche ich nicht!« Damit haben Sie recht, das brauchen Sie wirklich nicht. Andererseits ist Kraft etwas Lebensnotwendiges. Ohne sie könnten Sie sich nicht bewegen. Kein Lidschlag, kein einziger Schritt und schon gar keine sportliche Bewegung ist ohne Muskelkraft möglich. Des Weiteren muss die Muskulatur Gelenke und vor allem die Wirbelsäule stabilisieren. Ohne ein Mindestmaß an Kraft ist das alles nicht möglich.

Durch unsere bewegungsarme Lebensweise wird dieses Mindestmaß häufig unterschritten. In diesem Fall wird das Fehlen von Kraft zum Risiko für die Gesundheit, vor allem für Gelenke und

Für ein ganzheitliches Fitnessprogramm ist in erster Linie die Kraftausdauer wichtig.

19

Körperliche Veränderungen durch Krafttraining

Muskulatur	– Die Muskelkraft nimmt zu. – Die Kraftausdauer nimmt zu. – Die Muskulatur verdickt sich (weniger bei Kraftausdauertraining). – Der Energiespeicher der Muskulatur vergrößert sich.
Passiver Bewegungsapparat	– Sehnen und Bänder werden größer, kräftiger und verletzungsresistenter. – Die Knochendichte im Bereich derjenigen Knochen, die an der Stützung des Körpergewichts beteiligt sind, nimmt zu. – Die Knochenvorsprünge an den Muskel-Sehnen-Ansätzen vergrößern sich. – Der Gelenkknorpel wird dicker.
Stoffwechsel	– Das Gesamtcholesterin wird gesenkt.

Sie brauchen Kraft, um Erkrankungen des Stütz- und Bewegungsapparates vorzubeugen.

Wirbelsäule. Immer mehr Menschen leiden unter Rücken- und Gelenkproblemen. Manche Experten sagen sogar, dass jeder in seinem Leben irgendwann an Rückenproblemen leidet und zur Zeit ca. 30 Prozent der Bevölkerung in Deutschland davon betroffen sind. Und das sind keineswegs immer ältere Menschen. Doch nicht nur fehlende Kraft, sondern auch andere Faktoren begünstigen das Auftreten von Wirbelsäulenbeschwerden:

➤ Langes, häufiges Sitzen in der gleichen Haltung
➤ Schwere körperliche Arbeit
➤ Schweres und falsches Heben, häufiges Bücken
➤ Übergewicht, Rauchen
➤ Stress
➤ Veranlagung

■ Krafttraining ab 40

Kraft ist weniger eine Sache des Alters als vielmehr eine Sache des Trainings. Ebenso wie die Ausdauer können Sie auch die Kraft in jedem Alter trainieren. So konnten bei 70-Jährigen durch Krafttraining die gleichen Zuwachsraten wie bei jungen Menschen festgestellt werden.

Grundsätzlich wird in jeder Sportart die Kraft mittrainiert. Obwohl bei Ausdauersportarten in erster Linie das Herz-Kreis-lauf-System beansprucht wird, ist Fortbewegung ohne ein Mindestmaß an Kraft nicht möglich. Bei den meisten Sportarten wird jedoch die für die Wirbelsäule wichtige Rumpfmuskulatur vernachlässigt. Einen besseren Effekt hat demnach ein gezieltes Krafttraining, z. B. mit Übungen, wie sie im Kapitel »Kraftübungen« beschrieben sind. Dort finden Sie genaue Anleitungen für die Kräftigung einzelner Muskelgruppen. Es wurden nur Übungen ausgewählt, die Wirbelsäule und Gelenke schonen.

Sie können auch in Fitness-Studios gezieltes Krafttraining betreiben. Die Vorstellung, dort würden nur muskelbepackte Bodybuilder ein- und ausgehen, ist längst überholt. Inzwischen nutzen zunehmend auch ältere Menschen diese Einrichtungen, um sich gesund und fit zu halten. Vielen macht es einfach mehr Spaß, unter Gleichgesinnten zu trainieren statt allein zu Hause. Ein Nachteil ist der höhere zeitliche und finanzielle Aufwand; allerdings finden Sie in einem Fitness-Studio alle Geräte vor, die Sie brauchen. Sie können dort Ihr komplettes Bewegungsprogramm absolvieren. Bevor Sie sich für ein Studio entscheiden, informieren Sie sich: Es sollten ausschließlich Einrichtungen gewählt

Im Fitness-Studio trainieren Sie unter Gleichgesinnten. Meist ist auch eine Sauna vorhanden, in der Sie nach dem Sport Körper und Seele entspannen können.

Tipps zum Krafttraining

■ Die Kraft wird zwar bei allen Sportarten mittrainiert, es besteht jedoch immer die Gefahr, dass bestimmte Muskelgruppen zu viel, andere zu wenig trainiert werden.

■ Darum sollten Sie gezielte Kraftübungen in Ihr Programm aufnehmen, mit denen Sie auch Ihre »Schwachstellen« trainieren können.

■ Aus gesundheitlicher Sicht ist für die Fitness weder das Training der Maximalkraft noch das der Schnellkraft wichtig, sondern ein Kraftausdauertraining.

■ Für Ihr Trainingsprogramm bedeutet dies: Viele Wiederholungen mit wenig Gewicht sind besser als wenige mit hohem Gewicht.

Um die Vitalität des Muskelapparates zu erhalten, sind keine sportlichen Höchstleistungen erforderlich.

werden, in denen eine ausführliche Geräteeinweisung sowie eine Betreuung durch qualifiziertes Personal gewährleistet sind.

Beweglichkeit

Wird ein Gelenk längere Zeit nicht richtig bewegt, verliert es die Beweglichkeit. Wer schon einmal einen Arm oder ein Bein in Gips hatte, weiß, dass das Gelenk danach erst einmal »eingerostet« ist.

Die Beweglichkeit wird daran gemessen, wie groß die Schwingungsweite ist, wenn man sich aus den Gelenken heraus bewegt – mit oder ohne Einfluss äußerer Kräfte. Dabei spielen die Beweglichkeit der Gelenke selbst und die Dehnungsfähigkeit der Muskulatur eine Rolle. Es wird unterschieden zwischen allgemeiner Beweglichkeit, die sich auf wichtige Gelenksysteme (z. B. Wirbelsäule) bezieht, und spezieller Beweglichkeit, die mit einzelnen Gelenken (z. B. Knie) zusammenhängt.

Das Ausmaß der Beweglichkeit ist zum einen von Faktoren abhängig, die nicht oder nur sehr schlecht zu beeinflussen sind, wie die angeborene Gelenkstruktur oder die Elastizität der Bänder. Andere Faktoren sind hingegen trainierbar, vor allem die Dehnfähigkeit der Muskulatur.

■ Beweglichkeit und Gesundheit

Abnutzungsbedingte Erkrankungen an Gelenken, wie etwa Arthrose oder chronische Beschwerden an der Wirbelsäule, haben häufig eine Einschränkung der Beweglichkeit zur Folge. Ein entsprechendes Beweglichkeitstraining beugt diesem Problem vor.

Auch wenn wir auf »gesunden« Schreibtischstühlen und in individuell einstellbaren Autositzen und Sesseln sitzen – die Belastung ist einseitig und muss durch Bewegung ausgeglichen werden.

Da wir den Großteil unseres Tages sitzend verbringen, werden unsere Gelenke einseitig belastet. Dadurch entstehen in den verschiedenen Muskelgruppen häufig so genannte Verkürzungen, die das normale Kräftegleichgewicht, z. B. an der Wirbelsäule, stören. Dies führt dann zu weiteren einseitigen Belastungen, welche wiederum eine beschleunigte Abnutzung zur Folge haben, z. B. von Bandscheiben.

Eine sitzende Tätigkeit kann auf diese Weise zu einer verkürzten Hüftbeugemuskulatur führen, da die Hüfte immer in gebeugter Position gehalten wird. Diese Verkürzung wiederum kann sich negativ auf die Statik der Wirbelsäule auswirken, weil sie die Lendenwirbelsäule in eine Hohlkreuzposition zieht.

Eine gute Beweglichkeit, insbesondere eine gut gedehnte Muskulatur, sorgt dafür, dass es nicht zu solchen Muskelverkürzungen kommt. Somit beugt sie einseitigen Belastungen an Gelenken und Wirbelsäule vor.

■ Beweglichkeitstraining ab 40

Das Altern bringt eine Abnutzung der Gelenke mit sich. Eine Untersuchung, die sich mit den Abnutzungserscheinungen an Gelenken befasste, kam zu einem erstaunlichen Schluss: Es gibt keine Beweise dafür, dass allein der normale Alterungsprozess für eine Einschränkung der Beweglichkeit verantwortlich ist. Vielmehr geht diese sowohl auf natürliche Altersdegeneration als auch auf degenerative Prozesse infolge von Schädigung und Verletzung zurück.

Für uns bedeutet dies, dass wir auch im Alter Einfluss auf unsere Beweglichkeit haben. Wir können sie einerseits durch gezielte Dehnungsübungen der Muskulatur erhalten beziehungsweise verbessern; andererseits können wir über Ausdauertraining (vor allem Rad fahren) und gezieltes Krafttraining die Gelenkabnutzung verringern und damit ebenfalls unsere Beweglichkeit erhalten. Auf den Seiten 89 bis 98 finden Sie eine Reihe von wirbelsäulengerechten und gelenkschonenden Dehnungsübungen.

Dehnungsübungen gehören an den Anfang und an das Ende jedes Trainings, egal ob Ausdauer- oder Krafttraining.

Koordination

Koordination ist definiert als Zusammenwirken von Zentralnervensystem und Skelettmuskulatur. Jede Bewegung muss vom Gehirn koordiniert, also gesteuert werden. Das gilt sowohl für Bewegungen, die wir so gut beherrschen, dass sie uns gar nicht mehr bewusst werden (Gehen), als auch für Bewegungen, die wir neu erlernen wollen (Tanzen, Jonglieren). Die Koordination ist demnach weniger eine körperliche Eigenschaft als vielmehr eine Leistung des Gehirns. Dabei sind drei Fähigkeiten wichtig:

➤ Die Fähigkeit, schnell zu lernen. Das bedeutet, neue Informationen schnell aufzunehmen, sie zu verarbeiten und rasch abzuspeichern.

Tipps zum Koordinationstraining

■ Ein spezielles Koordinationstraining ist nur dann notwendig, wenn Sie durch die Tests (→ Seite 53 bis 55) Defizite feststellen.

■ Ausdauersportarten wie Joggen sind häufig koordinativ wenig anspruchsvoll. Durch Sportarten wie Inline-Skating kann die Anforderung allerdings deutlich erhöht werden.

■ Hohe Anforderungen an die Koordination stellen Sportarten wie Tanzen, Skilanglauf, Ski Alpin oder alle Spielsportarten.

➤ Die Fähigkeit, Bewegungen zur richtigen Zeit am richtigen Ort zu steuern, z. B. beim Tanzen im richtigen Takt die richtigen Schritte auszuführen.

➤ Die Fähigkeit, sich an neue Situationen anzupassen und sich entsprechend umzustellen, beispielsweise auf plötzlichen Nebel beim Skifahren zu reagieren.

Eine gute Reaktion und Koordination kann kleinere Missgeschicke und größere Unfälle in Haushalt und Verkehr verhüten.

■ Koordination und Gesundheit

Koordination hat, ähnlich wie die Schnelligkeit (→ Seite 25 bis 26), keinen direkten Einfluss auf die Vorbeugung von Erkrankungen. Eine gute Koordination spart jedoch viel Kraft und Ausdauer, wodurch verschiedene Organe, wie Herz oder Muskulatur, entlastet werden. Sie äußert sich außerdem in einer hohen Bewegungssicherheit und einem gutem Gleichgewicht, was wiederum Unfällen vorbeugen kann.

■ Koordinationstraining ab 40

Koordination ist in jedem Alter positiv zu beeinflussen! Sowohl die Verbesserung der Koordination als auch die Bewahrung des Status lässt sich relativ leicht erreichen. So konnte bei 40- bis 60-jährigen Männern und Frauen schon in einem sechswöchigen Training mit drei Minuten effektiver Trainingszeit pro Tag eine Verbesserung des Gleichgewichts festgestellt werden.

Schnelligkeit

Schnelligkeit ist die Fähigkeit, Bewegungen bei unterschiedlichen Widerständen mit höchster Geschwindigkeit auszuführen sowie auf einen Reiz bzw. auf ein Signal in kürzester Zeit zu reagieren. Demzufolge gibt es drei ganz unterschiedliche Arten von Schnelligkeit:

➤ Reaktionsschnelligkeit wird durch die Zeit bestimmt, die vom Auftreten eines Signals (Startschuss) bis zum Beginn der Bewegung (Start) vergeht.

➤ Bewegungsschnelligkeit ist die Fähigkeit, eine einzelne Bewegung möglichst schnell auszuführen (Wurf).

➤ Sprintschnelligkeit ist die Fähigkeit, Bewegungen, die sich wiederholen, möglichst schnell hintereinander auszuführen (Laufen, Sprinten).

Ihre Bewegungs- und Reaktions- schnelligkeit müssen Sie nur trainieren, wenn Sie bei den Tests deutliche Defizite feststellen.

■ Schnelligkeit und Gesundheit

Die gesundheitliche Bedeutung der motorischen Grundeigenschaft Schnelligkeit ist eher gering. Denn Schnelligkeitstraining trägt weder zur Verhütung lebensbedrohlicher Erkrankungen bei, noch wird dadurch Problemen am Stütz- und Bewegungsapparat vorgebeugt. Im Gegenteil: Hier kann ein Training, vor allem der Sprintschnelligkeit, sogar zu einem erhöhten Verletzungsrisiko führen.

Folgendes Beispiel soll dennoch die Notwendigkeit eines altersgemäßen Schnelligkeitstrainings belegen: Sie sind mit Ihrem Auto auf einer verkehrsreichen Straße unterwegs und fahren gedankenverloren dem Vordermann etwas zu dicht auf. Als dieser plötzlich bremsen muss, sehen Sie die Bremslichter aufleuchten. Vom Zeitpunkt, an dem Sie das Signal erkennen, bis zur ersten Bewegung des rechten Beines weg vom Gaspedal vergeht zu viel Zeit. Ebenso benötigen Sie unter Umständen zu viel Zeit, um vom Gaspedal auf das Bremspedal zu wechseln. Es kommt zum Auffahrunfall. Vielleicht hätte ein entsprechendes Training der Reaktions- und Bewegungsschnelligkeit einen solchen Zusammenstoß verhindern können.

Schon 0,5 Liter Bier oder 0,25 Liter Wein beeinträchtigen die Reaktions- und Koordinierungsfähigkeit.

Tipps zum Schnelligkeitstraining

■ Ein gezieltes Sprinttraining ist vom gesundheitlichen Standpunkt aus nicht empfehlenswert, da es ein erhöhtes Verletzungsrisiko birgt.

■ Um die Reaktions- und Bewegungsschnelligkeit ausreichend zu trainieren, ist es nicht wichtig, welche Sportart Sie ausüben, sondern dass Sie überhaupt Sport treiben.

■ Wenn Sie schon länger einer Sportart nachgehen, bei der Schnelligkeit ein wichtiger Faktor ist, und Sie dabei keine Probleme haben, können und sollten Sie diesen Sport weiter betreiben! Ihr Bewegungsapparat hat sich daran gewöhnt.

■ Möchten Sie mit solchen Sportarten beginnen, sollten Sie sich erst über einen längeren Zeitraum durch ein Ausdauer-, Kraft- und Beweglichkeitstraining darauf vorbereiten. Das Verletzungsrisiko wird dadurch drastisch gemindert.

■ Ein gezieltes Training der Reaktions- und Bewegungsschnelligkeit (→ Seite 104 bis 107) ist nur dann notwendig, wenn Sie durch die Tests (→ Seite 55 bis 56) Defizite feststellen.

Ein Schnelligkeitstraining dient also nicht der Vorbeugung von Erkrankungen, sondern vielmehr der Verhütung von Unfällen im Straßenverkehr oder auch im Haushalt.

■ Schnelligkeitstraining ab 40

Da die Übertragungsgeschwindigkeit zwischen den Nervenzellen im Alter abnimmt, lässt auch die Reaktionsfähigkeit nach. Diese können Sie jedoch trainieren.

Grundsätzlich können Sie auch im Alter alle drei Arten der Schnelligkeit verbessern. Vor allem bei der Reaktionsschnelligkeit spielen Altersunterschiede kaum eine Rolle. Wichtiger als das Alter sind sportliche Aktivitäten sowie der allgemeine Gesundheitszustand. Beim Trainieren der Sprintschnelligkeit ist das Risiko von Überlastungen der Muskeln und Sehnen jedoch besonders hoch. Daher sollte man Sportarten, in denen Sprintschnelligkeit notwendig ist, z. B. Tennis oder Fußball, im Alter nur unter bestimmten Voraussetzungen beginnen. Betreiben Sie eine solche Sportart schon länger, müssen Sie sie aber natürlich nicht aufgeben.

So trainieren Sie richtig

Aus den bisherigen Kapiteln ist klar geworden, dass sportliche Betätigung wichtig ist, um gesund und fit zu bleiben oder zu werden. Vielleicht haben Sie es auch schon einmal selbst versucht, dabei aber die Erfahrung gemacht, dass der Sport Ihnen nichts gebracht hat oder Sie sich sogar dabei verletzt haben. Möglicherweise sind Sie sich auch unsicher, wie häufig und wie intensiv Sie trainieren müssen, damit es auch etwas bringt. Genau das erfahren Sie in diesem Kapitel.

Wie oft, wie lange und wie intensiv muss man trainieren? Hier finden Sie die Antworten auf diese Fragen.

■ Das Prinzip der Anpassung

In der Sportmedizin wurde das »Prinzip der Anpassung« entwickelt, das beschreibt, wie der Körper auf Belastung reagiert (sich anpasst). Eine andere Bezeichnung für dieses Prinzip ist »Superkompensation« (Mehrausgleich). Es ist die Grundlage für jedes richtige Training, da sich aus ihm alle wichtigen Trainingsprinzipien ableiten lassen. Man kann festlegen, in welchen Abständen man trainieren muss, wie intensiv die Belastung sein darf und wie die Erholungsphasen aussehen sollen, um den gewünschten Trainingseffekt zu erreichen.

Folgende Grafik veranschaulicht den Verlauf der Anpassung:

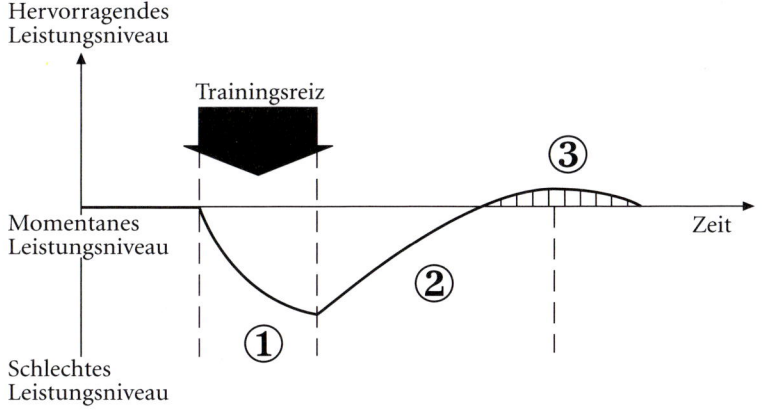

(aus: Lenhart, Seibert 1991)

Der Körper wird durch die Belastung zunächst müde. Nach einer Erholungsphase ist er jedoch leistungsfähiger als zuvor.

Die drei Phasen der Anpassung

Phase 1: Ermüdung (Abnahme der Leistungsfähigkeit)

Phase 2: Erholung (Zunahme der Leistungsfähigkeit)

Phase 3: Superkompensation (Mehrausgleich – erhöhte Leistungsfähigkeit)

Das Training hat den Effekt, dass der Körper ein erhöhtes Leistungsvermögen bereitstellt, um sich so vor der nächsten Belastung zu schützen.

Während des Trainings, also der Belastung, wird der Körper müde, seine Leistungsfähigkeit nimmt ab. Nach dem Training, in der Erholungsphase, passt sich der Körper an: Er ruht sich aus und stellt sich gleichzeitig darauf ein, dass sich die Belastung wiederholt. Er steigert also seine Leistungsfähigkeit.

Wenn er jetzt erneut belastet wird, wenn man also wieder trainiert, reagiert er mit der erhöhten Leistungsfähigkeit und steigert sich in der nächsten Erholungsphase wieder. Bleibt allerdings eine erneute Belastung aus, pendelt er sich wieder auf das alte Niveau ein, das er vor der ersten Belastung schon hatte.

Aus diesem Prinzip der Superkompensation lassen sich für Ihr Training wichtige Grundsätze ableiten: Sie müssen Erholungsphasen und die richtigen Abstände zwischen den Belastungen einhalten.

◾ Wie soll ein richtiges Training aussehen?

Ihr Training muss eine ungewohnte Belastung für den Körper sein, um die beschriebene Anpassung auszulösen. Was heißt aber »ungewohnt«? Belastungen, die Sie jeden Tag absolvieren, wie etwa körperliche Arbeit im Beruf, Treppensteigen oder Spazierengehen, stellen keine ungewohnte Belastung dar. Ihr Körper ist daran gewöhnt. Die Trainingsbelastung sollte also oberhalb der Alltagsbelastung liegen, um eine Ermüdungsreaktion (Phase 1) auszulösen.

Um eine körperliche Anpassung auslösen zu können, müssen die Trainingsbelastungen über alltägliche Belastungen hinausgehen.

Wie erkennen Sie jedoch, ob Sie sich zu wenig oder aber zu viel belastet haben? Dies können Sie recht einfach an einer Reihe von Symptomen nach dem Training feststellen, die in der folgenden

Tabelle aufgeführt sind. Sind Sie Anfänger, ist der Bereich »geringe Ermüdung« für Sie optimal. Doch auch als Fortgeschrittener sollten Sie erst nach längerem Training und bei vollständiger Gesundheit eine »starke Ermüdung« anstreben. Wichtig ist, dass das Training Ihnen nach wie vor Freude macht.

	Geringe Ermüdung (optimale Belastung)	Starke Ermüdung (hohe Belastung)
Schweißbildung	Je nach Außentemperatur leicht bis mittel	Stark
Allgemeines Befinden	Atmung und Muskulatur spürbar, keine Beschwerden	Schwäche in den Muskeln, stark beschleunigte Atmung, verringerte Leistungsfähigkeit
Subjektives Belastungsempfinden	Leicht bis mittel	Mittel bis schwer
Bewegungsausführung	Sicheres Beherrschen	Beginnende Häufung von Fehlern
Konzentration	Normal	Vermindert, Unaufmerksamkeit bei Erklärungen
Leistungsbereitschaft	Ungebrochen	Wunsch nach längeren Pausen
Stimmung	Gehobene, freudige, lebhafte Stimmung	Etwas gedämpfte, aber freudige Stimmung

■ Die optimale Erholung

Die Erholung nach dem Training ist von ausschlaggebender Bedeutung. Sie geben Ihrem Körper jetzt die Möglichkeit, die Trainingsbelastung – auch eine eventuell zu hohe Belastung – zu verarbeiten. Die Erholung gehört zu jedem Training und ist genauso wichtig wie das Training selbst.

Ältere Menschen benötigen eine längere Erholungszeit als jüngere. Je nach Intensität und Dauer der Belastung geht man von folgenden Erholungszeiträumen aus, die Sie unbedingt einhalten sollten:

Zu häufiges Training im Bereich hoher Belastung birgt das Risiko von Überlastungen und Verletzungen.

Vorsicht vor Überlastung

Wenn Sie nach Ihrem Training folgende Symptome feststellen, war es viel zu belastend, und Sie befanden sich im Grenzbereich Ihrer Leistungsfähigkeit:

- Sehr starke Rötung der Haut oder auffallende Blässe

- Muskel- und Gelenkschmerzen, Schwindel, Übelkeit

- Große Schwierigkeiten mit dem gewohnten Bewegungsablauf

- Erheblich verringerte Konzentration, Nervosität

- Wunsch nach absoluter Ruhe

- Aggressive Stimmung, die bei Störung ausbricht

Die letzte größere Mahlzeit vor einem Training sollte drei Stunden zurückliegen; greifen Sie dann auch eher zu leichter verdaulichen Speisen.

➤ Minimale Erholungszeit: ein Tag
➤ Optimale Erholungszeit: zwei bis vier Tage
➤ Maximale Erholungszeit: fünf bis sieben Tage

Durch folgende Maßnahmen können Sie die Erholung beschleunigen und damit den Erholungszeitraum verkürzen:

➤ Trinken Sie genug während und sofort nach dem Training. Mineralwasser oder Saftschorle sind absolut ausreichend.

➤ Essen Sie innerhalb der ersten Stunde nach dem Training etwas, vor allem Kohlehydrate wie Nudeln, Reis oder Brot.

➤ Dehnen Sie Ihre Muskulatur innerhalb der ersten halben Stunde nach dem Training.

➤ Entspannen Sie Ihre Muskeln nach dem Training durch Sauna, Massage oder Vollbad.

➤ Legen Sie sich nach dem Training hin und schlafen beziehungsweise ruhen Sie.

Sie sehen also, es gibt viel zu tun nach dem Training. Erholung ist ein aktiver Prozess. Nehmen Sie sich Zeit dafür! Denn Ihr Körper holt sich die Zeit ohnehin.

■ Der richtige Zeitpunkt für das nächste Training

Bisher haben Sie alles richtig gemacht: die richtige Belastung, die optimale Erholung. Wann sollen Sie nun das nächste Mal trainieren? Im Idealfall dann, wenn Ihre Leistungsfähigkeit in der Phase der Superkompensation den höchsten Punkt erreicht hat. Denn auf diese Weise würde Ihre Leistungsfähigkeit im Laufe der Zeit stetig zunehmen.

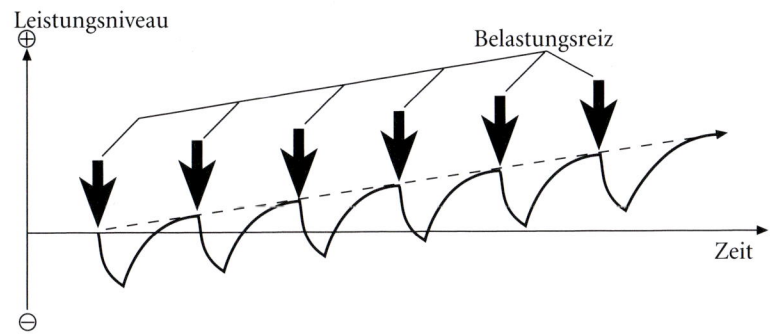

(aus: Lenhart, Seibert 1991)

Es ist nicht ganz einfach, den exakten Punkt für das richtige Training zu finden; hören Sie dabei auf Ihre innere Stimme.

Erfolgt das neue Training allerdings zu früh, hat sich Ihr Organismus noch nicht vollständig erholt, und es tritt genau das Gegenteil ein. Sie trainieren wie ein Weltmeister und doch verschlechtern Sie sich, wie in der folgenden Abbildung dargestellt ist.
Dieses Phänomen tritt beispielsweise auf, wenn Sie untrainiert eine Woche in Skiurlaub fahren: Die Erholung kommt zu kurz und spätestens am dritten Tag steigt das Unfallrisiko drastisch an.

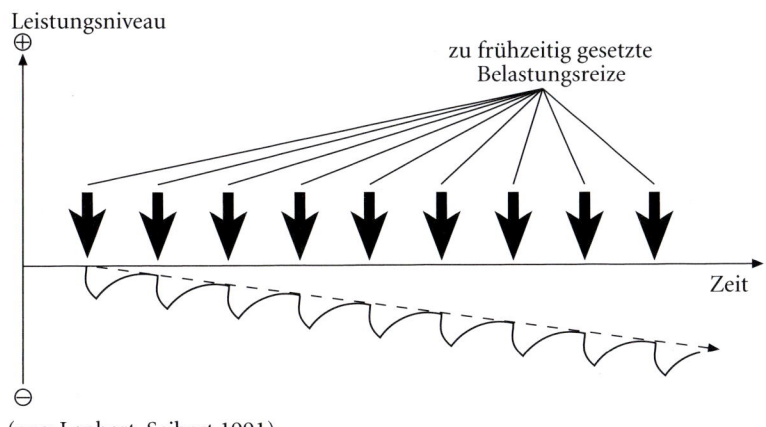

(aus: Lenhart, Seibert 1991)

Unterschätzen Sie nicht die Bedeutung der Erholungsphasen! Zu lange oder zu kurze Erholungszeiträume machen das beste Training wirkungslos.

Erfolgt Ihre neue Trainingseinheit jedoch zu spät, beginnen Sie wieder dort, wo Sie angefangen haben, und nicht auf dem erhöhten Niveau. Ihre Leistungsfähigkeit entwickelt sich nicht weiter, sie sinkt aber wahrscheinlich auch nicht ab – das kann ebenfalls ein wichtiges Ziel sein.

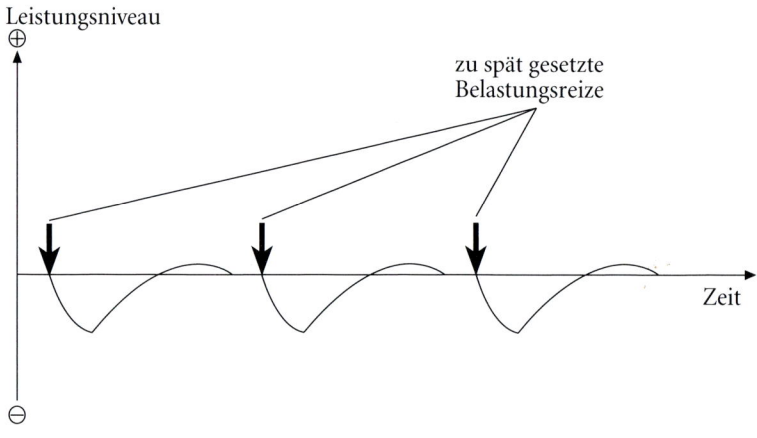

(aus: Lenhart, Seibert 1991)

Leider kann der optimale Zeitpunkt einer neuen Belastung nicht pauschal bestimmt werden. Er ist bei jedem Menschen unterschiedlich und abhängig vom Trainingszustand, von der Erholungsfähigkeit, von der Intensität des vorangegangenen Trainings und anderen Faktoren. Prinzipiell kann man jedoch sagen:

➤ Unregelmäßiges oder gar kein Training: Die Leistungsfähigkeit entwickelt sich zurück.

➤ Training einmal pro Woche: Die Leistungsfähigkeit kann bestenfalls auf dem aktuellen Niveau gehalten werden.

➤ Training zwei- bis viermal pro Woche: optimal, um die Leistungsfähigkeit ohne Überlastungsrisiko weiterzuentwickeln.

➤ Training fünf- bis siebenmal pro Woche: absolutes Hochleistungstraining, Gefahr von Überlastung und Verletzung.

Wenn Sie diese Angaben mit den auf der Seite 30 beschriebenen Erholungszeiträumen kombinieren, können Sie einen Trainingsplan zusammenstellen, der Ihren persönlichen Zielen entspricht.

Auf Seite 61 finden Sie Vorschläge, wie Sie die einzelnen Trainingsphasen auf eine Woche verteilen können.

■ Der Schlüssel zum Erfolg: Regelmäßigkeit

Unabhängig von der Häufigkeit – ein Training muss auf jeden Fall regelmäßig erfolgen, ansonsten bleibt es wirkungslos. Alle beschriebenen positiven Effekte von Sport und Bewegung treten nur dann ein, wenn der Grundsatz der Regelmäßigkeit über einen längeren Zeitraum befolgt wird. Sie können sich Training als ein großes Puzzle vorstellen. Eine Trainingseinheit ist ein kleiner Teil eines großen Bildes. Nur wer die einzelnen Teile richtig zusammenbaut, erhält am Ende das gewünschte Ergebnis: Gesundheit, Fitness und Wohlbefinden!

■ Wann braucht Ihr Körper neue Reize?

Aber auch regelmäßiges Training über einen längeren Zeitraum stellt für den Organismus irgendwann keinen Reiz mehr dar. Er hat sich an diese Belastung gewöhnt. Sollen nun weitere Fortschritte erzielt werden, braucht der Körper neue Reize, die Belastung muss erhöht werden. Also müssen Sie Ihr Programm verändern. Um dabei Überlastungen vorzubeugen, sollten Sie folgendermaßen vorgehen:

➤ Erhöhen Sie zuerst die Trainingshäufigkeit, z. B. dreimal statt zweimal pro Woche.

➤ Erhöhen Sie dann die Trainingsdauer, z. B. 40 Minuten statt 30 Minuten.

➤ Erhöhen Sie die Trainingsintensität: schneller, schwerer. Die Trainingsintensität sollte immer als letztes und erst nach längerem regelmäßigen Training erhöht werden, da sie ein größeres Verletzungs- und Überlastungsrisiko birgt, wenn der Körper nicht genügend darauf vorbereitet ist.

Sie können schon beim Zusammenstellen Ihres Trainingsprogramms für verschiedene Reize sorgen, indem Sie beispielsweise in zwei wöchentlichen Trainingseinheiten unterschiedliche Kraftübungen machen und abwechselnd joggen und Rad fahren. Sie können aber auch einige Wochen immer das gleiche Programm absolvieren, um dann Übungen auszutauschen, damit Sie den Körper auf andere Weise belasten.

Sie sollten die Belastung wirklich erst dann erhöhen, wenn die Übungen Sie nicht mehr fordern, also auch keine »geringe Ermüdung« eintritt (→ Seite 29).

Variieren Sie bei Ihrem Trainingsprogramm: Unterschiedliche Sportarten sorgen für verschiedene Reize.

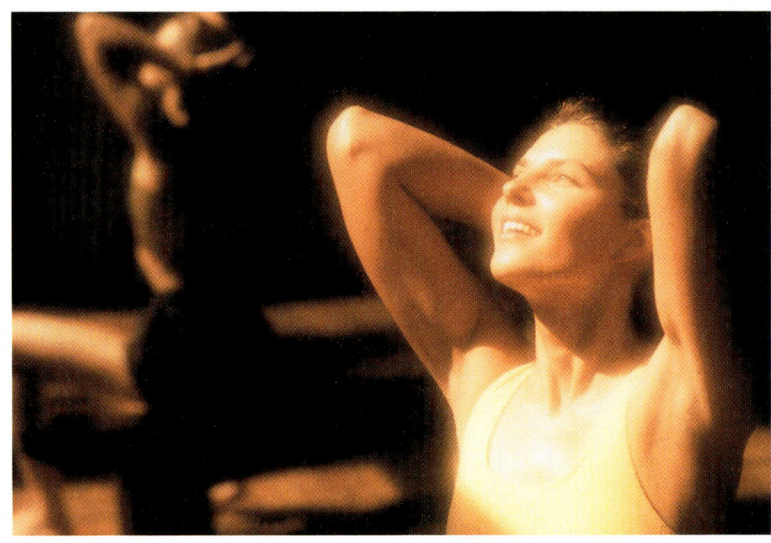

■ Wie viel Training ist notwendig?

Wenn Sie sich bis hierher durchgearbeitet haben, werden Sie nun vielleicht denken: Um Gottes willen! Ich habe doch auch noch etwas anderes zu tun als Training und Sport. Aber keine Angst, es ist alles eine Frage der Organisation.

Zweimal wöchentlich 60 bis 90 Minuten trainieren: Dies ist der Minimalaufwand für ein effektives Bewegungsprogramm.

Dabei ist zu beachten, dass die Trainingsanforderungen für jeden einzelnen Bereich gelten, vor allem aber für Ausdauer, Kraft und Beweglichkeit. Wenn Sie zweimal pro Woche laufen, haben Sie noch nichts für die Kraft oder die Beweglichkeit getan und müssten dies in weiteren Trainingseinheiten ergänzen. Für die meisten Menschen wird das dann tatsächlich zu viel.

Dafür gibt es eine einfache Lösung: Stellen Sie sich ein Kompaktprogramm zusammen, in dem Sie die Bereiche Kraft, Ausdauer und Beweglichkeit als wichtigste Säulen Ihres Trainings miteinander kombinieren. Wenn Sie zweimal pro Woche 60 bis 90 Minuten Zeit haben, absolvieren Sie folgendes Programm in der angegebenen Reihenfolge. Sie werden sich rundum wohl und fit fühlen.

➤ 20–30 Minuten Kraft
➤ 20–40 Minuten Ausdauer
➤ 10–20 Minuten Beweglichkeit

Die Sache mit der Motivation

Um Ihre Gesundheit und Fitness zu erhalten, müssen Sie also etwas tun, aber das wussten Sie wahrscheinlich schon, bevor Sie dieses Buch in Händen hielten. Sie haben jetzt das Handwerkszeug dafür bekommen, um alles richtig zu machen. Dann kann es ja endlich losgehen! Warum haben Sie aber nicht schon angefangen? Warum haben Sie vielleicht schon mal begonnen, dann aber wieder aufgehört? Warum gelingt es Ihnen einfach nicht, die notwendige Regelmäßigkeit einzuhalten? Ganz einfach – zwischen der rationalen Erkenntnis der Notwendigkeit und der Umsetzung in die Tat steht noch etwas: die Motivation!

Wer kennt nicht folgende Situation: Man hat sich fest vorgenommen, etwas zu tun, und will gerade anfangen, da klingelt dieses verflixte Telefon… Später hat man dann keine Lust mehr. Wir haben nun mal keinen Schalter im Kopf, den wir nur umlegen müssen, um sofort alles andere zu vergessen und nur noch das Training im Sinn zu haben. Es lassen sich allerdings Rahmenbedingungen schaffen, die uns helfen, mit derartigen Ablenkungen und Motivationsfallen umzugehen.

Nehmen Sie sich nur so viel vor, wie Sie wirklich schaffen können. Besser zwei Termine pro Woche konsequent einhalten, als vier planen und immer wieder sausen lassen.

■ Ist Gesundheit das geeignete Motiv?

Zunächst einmal stellt sich die Frage, ob eine rein rationale Einsicht überhaupt ein ausreichender Grund ist, Sport zu treiben. Befragt man Menschen, warum sie mit Sport oder gezielter Bewegung begonnen haben, nennen die meisten Gesundheit als Motiv. Dies ist sehr löblich, denn Gesundheit ist wichtig. Deshalb sind wir sehr engagiert, sobald wir nicht gesund sind. Wir gehen zum Arzt und tun alles, was uns aufgetragen wird, weil wir merken: Wenn wir das tun, geht es uns wieder besser!

Kaum sind wir jedoch genesen, werden wir nachlässig, obwohl wir doch genau wissen: Was wir getan haben, wirkt auch vorbeugend! Das ist allerdings nur allzu menschlich, da wir in diesem Fall für unser Tun keine unmittelbare Belohnung (z. B. Genesung) erhalten. Wir sind wieder gesund, warum sollten wir also noch etwas dafür tun?

Das Gesundheitsmotiv scheint als Einstieg in ein Bewegungsprogramm oder eine Sportart geeignet, es genügt aber nicht, um durchzuhalten. Befragt man Menschen, die über einen längeren Zeitraum Sport treiben, warum sie es tun, taucht Gesundheit kaum noch als Grund auf. Es dominieren Motive wie Freude an der Bewegung, Geselligkeit, Wohlbefinden, Leistung oder einfach nur Spaß. Gesundheit stellt sich dabei von selbst ein und ist sozusagen positiver Nebeneffekt.

■ Prioritäten setzen

Setzen Sie Ihr regelmäßiges Training zunächst ganz oben auf Ihre Prioritätenliste, bis es einen festen Platz in Ihrem Terminkalender erhalten hat.

Solange alles andere wichtiger ist als Sie selbst und Ihre Gesundheit, werden Sie niemals ein regelmäßiges Training absolvieren. Es gibt immer etwas, das gerade Priorität hat und nicht aufgeschoben werden kann. Sie müssen Ihren eigenen Bedürfnissen einen entsprechenden Stellenwert geben und sie gegen äußere Umstände durchsetzen. Reservieren Sie z. B. schon einige Zeit vorher einen Termin – oder mehrere –, an dem Sie trainieren wollen. Führen Sie pro Woche mindestens einen Tag, eine Uhrzeit ein, die Sie sich immer frei halten. Verabreden Sie sich zu diesem Termin mit anderen, damit ein »Nichteinhalten« mit unangenehmem Aufwand verbunden ist. Wenn Sie Ihrem Training die entsprechende Priorität einräumen und es ernsthaft planen, wird Zeitnot bald kein Thema mehr sein.

■ Sport muss Spaß machen

Probieren Sie verschiedene Sportarten aus. Sie können auch das Angenehme mit dem Nützlichen verbinden, indem Sie z. B. mit dem Fahrrad zur Arbeit fahren.

Machen wir uns nichts vor: Sie werden niemals regelmäßig eine Sportart ausüben, zu der Sie kein Talent haben oder die Ihnen keinen Spaß macht, und sei sie noch so gesund. Der Ausweg? Finden Sie für sich eine Sportart oder ein Bewegungsprogramm, das Ihnen entspricht. Wenn Joggen einfach nicht Ihr Ding ist und Sie viel lieber Tennis spielen wollen, dann tun Sie es. Auch wenn Ihr Arzt Ihnen gesagt hat, Joggen sei gesünder. Doch Jogging, das Sie nie ausführen, bringt Ihnen nichts. Dann spielen Sie lieber regelmäßig Tennis, bei dem Sie die Ratschläge Ihres Arztes einhalten, wie z. B. keine extremen Sprints. Die Motivation ist sehr davon abhängig, wie Sie das Training erleben. Wenn jede Trainingseinheit zur Quälerei wird, ist das eine schlechte Voraussetzung, um bei der Stange zu bleiben. Sie müssen also Ihr Training so gestalten, dass Sie es als angenehm in Erinnerung behalten, sei es als Herausforderung oder auch als Entspannung! Im Idealfall ist dann das Training selbst zugleich die Belohnung.

■ Erfolge kontrollieren

Wenn Sie Zeit und Energie investieren, möchten Sie natürlich auch wissen, ob die ganze Sache erfolgreich verläuft. Sie trainieren ja schließlich nicht, um schlechter zu werden! Im folgenden Kapitel lernen Sie verschiedene Testmöglichkeiten kennen, mit denen Sie Ihre aktuelle Leistungsfähigkeit feststellen können. Notieren Sie Ihre Ergebnisse, und wiederholen Sie die Tests von Zeit zu Zeit – so können Sie feststellen, ob das Training etwas bewirkt hat. Haben Sie sich nicht verbessert oder gar verschlechtert, ist dies zwar zunächst frustrierend, aber dennoch ein wichtiger Hinweis: Sie müssen offensichtlich etwas verändern, z. B. häufiger oder intensiver trainieren. Haben Sie sich verbessert, stellt dies eine starke Motivation dar weiterzumachen und ist gleichzeitig eine Belohnung für Ihre Anstrengungen.

Durch regelmäßige Kontrolle Ihrer Leistungsfähigkeit können Sie Erfolge oder Defizite feststellen. So können Sie das Training immer Ihrem aktuellen Leistungsstand optimal anpassen.

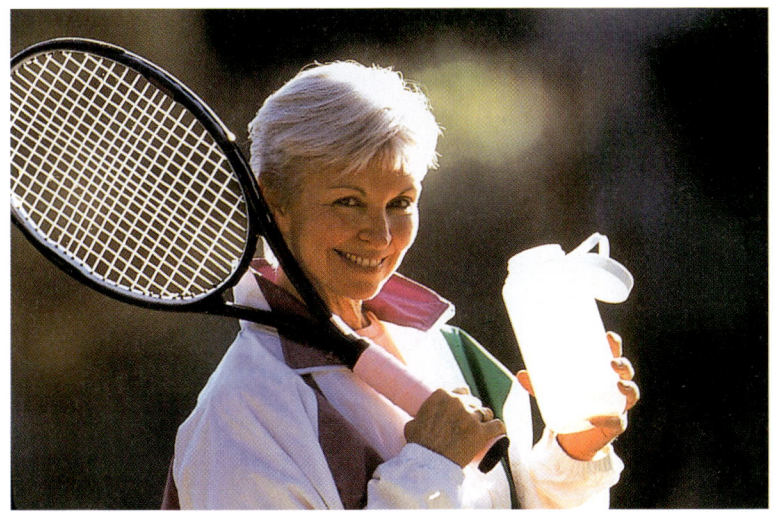

Wählen Sie die Sportart, die Ihnen am meisten Spaß macht. Nur dann haben Sie Freude beim Trainieren.

Testen Sie Ihre Fitness

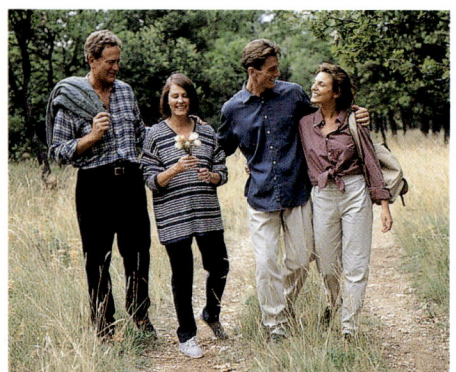

Jeder muss für sich entscheiden, wie fit und belastbar er ist.

Die Belastung, der Sie sich bei Ihrem Training aussetzen, muss immer in einem ausgewogenen Verhältnis zu Ihrer Belastbarkeit stehen. Das Gleichgewicht zwischen diesen beiden Elementen nimmt im Trainingsverlauf eine zentrale Stellung ein, nur dann ist das Training auf Dauer erfolgreich. Sie müssen also immer wieder überprüfen, ob Sie im richtigen Maße trainieren, und unter Umständen die Anforderungen erhöhen oder senken. Aus diesem Grund sollten Sie zu Beginn einer Trainingsperiode und später in regelmäßigen Abständen Ihren aktuellen Fitnesszustand bestimmen und das Ergebnis notieren.

■ Bevor Sie mit dem Training beginnen

Regelmäßige körperliche Bewegung ist wichtig für Ihre Gesundheit und steigert auch das allgemeine Wohlbefinden. Das wissen Sie nun, und Sie sind motiviert, sofort damit zu beginnen. Doch bevor Sie sich in ein intensives Training stürzen, sichern Sie sich ab: Vor allem, wenn Sie schon längere Zeit keinen Sport mehr gemacht haben, sollten Sie sich von Ihrem Arzt durchchecken lassen, um auch sicherzugehen, dass keine medizinischen Vorbehalte z. B. gegen bestimmte Sportarten bestehen. Dies ist besonders dann unbedingt erforderlich, wenn Sie bereits konkrete Beschwerden haben! Nur so können Sie Ihr Sportprogramm auf Ihre individuelle Situation zuschneiden.

Dieses Buch darf keinesfalls als Ersatz für einen Arztbesuch beziehungsweise eine physiotherapeutische Behandlung verstanden werden!

Steht Ihrer sportlichen Betätigung nun nichts mehr im Weg, geht es daran, festzustellen, wie fit Sie sind. Erst dann können Sie die Übungen für Ihr Training zusammenstellen. Im Folgenden finden Sie sportmotorische Tests für die Fähigkeitsbereiche Ausdauer, Kraft, Beweglichkeit, Koordination und Schnelligkeit.

Regeln für Testübungen

- Lesen Sie die Testanweisung genau durch.
- Führen Sie die Übungen korrekt und langsam aus.
- Beenden Sie den Test sofort, wenn Schmerzen auftreten.
- Beenden Sie den Test sofort, wenn Sie ungewohnt stark schwitzen und kurzatmig werden – dies gilt insbesondere für Ausdauertests!
- Beenden Sie den Test sofort, wenn Sie müde werden und die Übungen nicht mehr korrekt ausführen können.
- Beenden Sie den Test sofort bei Übelkeit und Schwindelgefühl.
- Machen Sie nicht alle 17 Tests auf einmal, sondern wählen Sie jeweils maximal drei bis fünf Übungen aus. So können Sie in einer Woche alle Übungen absolvieren.
- Dokumentieren Sie Ihre Ergebnisse (→ Seite 58 bis 59) und wiederholen Sie die ausgeführten Übungen in regelmäßigen Abständen von etwa vier bis sechs Wochen.

Wie viel Ausdauer haben Sie?

Um den aktuellen Stand Ihrer Ausdauer festzustellen, gibt es unterschiedliche Möglichkeiten. Wir haben zwei Tests ausgewählt, die sich problemlos alleine durchführen lassen und bei denen die Belastung gut kontrollierbar ist. Zudem sind sie wesentlich gelenkschonender als intensive Lauftests. So können auch Anfänger ihre Leistungsfähigkeit auf die Probe stellen.

So messen Sie den Puls

Bei allen Ausdauertests spielt die Herzfrequenz eine wichtige Rolle. Sie können sie leicht selbst feststellen, indem Sie Ihren Puls ertasten und die Zahl der Schläge pro Minute messen: Tasten Sie mit zwei Fingerkuppen vorsichtig an einer Halsseite seitlich des Kehlkopfes langsam nach außen, bis der Pulsschlag fühlbar wird. Zählen Sie die Pulsschläge für die Dauer von zehn Sekunden, und

Die Tests sind kein Training! Mit ihnen soll Ihr individueller Fitnesszustand bestimmt werden, um Ihren Trainingsbedarf zu erkennen und einen Vorher-Nachher-Vergleich zu ermöglichen.

multiplizieren Sie den ermittelten Wert mit sechs. Das Ergebnis ist die Zahl der Pulsschläge pro Minute. Sie können den Puls auch am Handgelenk tasten, indem Sie die Fingerkuppen an die Innenseite des Handgelenks in einer Linie mit dem Daumen legen. Genauer lässt sich die Herzfrequenz mit Hilfe einer elektronischen Pulsmessung bestimmen. Ein solches Gerät hat den Vorteil, dass man den Puls während der Belastung ständig kontrollieren kann.

■ Walkingtest

Voraussetzungen

Vor beiden Ausdauertests sollten Sie ausgeruht sein. Machen Sie sie nicht direkt hintereinander oder nach Krafttests.

➤ Eine zwei Kilometer lange, ebene Gehstrecke
➤ Uhr mit Sekundenanzeige oder elektronisches Herzfrequenzmessgerät

Durchführung

Das Ziel ist eine schnellstmögliche Bewältigung der zwei Kilometer langen Strecke: Gehen Sie zügig, ohne dabei zu laufen, d. h. es dürfen nicht gleichzeitig beide Füße vom Boden abgehoben werden. Setzen Sie dabei auch Ihre Arme ein. Folgende Werte müssen zur Berechnung und Auswertung erfasst werden (aus: Bös 1996):
➤ Exakte Gehzeit (Minuten, Sekunden)
➤ Puls unmittelbar nach zwei Kilometern
➤ Relatives Körpergewicht (= Körpergewicht in Kilogramm geteilt durch die Körpergröße in Metern im Quadrat)
➤ Lebensalter

Auswertung

Beurteilung	Walking-Test-Index
sehr gut	> 130
gut	111–130
mittel	90–110
schwach	70–89
sehr schwach	< 70

Berechnung

	Männer	Frauen
Berechnen und addieren Sie folgende Einzelwerte:		
Gehzeit (Minuten)	___ x 11,6 = ___	___ x 8,5 = ___
(Sekunden)	___ x 0,2 = ___	___ x 0,14 = ___
Belastungspuls	___ x 0,56 = ___	___ x 0,32 = ___
Relatives Körpergewicht	___ x 2,6 = ___	___ x 1,1 = ___
(Zwischensumme)	___	___
Subtrahieren Sie von dieser Summe:		
Alter (Jahre)	___ x 0,2 = ___	___ x 0,4 = ___
(Zwischensumme)	___	___
Subtrahieren Sie diese Zwischensumme von	420	304
	– ___	– ___
Walking-Test-Index	___	___

■ Ruffier-Stufentest

Voraussetzungen

➤ Hohe Treppenstufen oder sonstige Erhöhung (z. B. Stuhl, Hocker).

➤ Die Stufenhöhe sollte je nach Körpergröße zwischen 30 und 50 Zentimeter betragen.

➤ Bei ganz flach aufgesetztem Fuß sollte die Kniebeugung etwa 90 Grad betragen.

➤ Uhr mit Sekundenanzeige oder eventuell elektronisches Herzfrequenzmessgerät.

Die Erhöhung sollte sicher stehen. Ein wackeliger Hocker o.ä. kann von einem Partner festgehalten werden.

Durchführung

Stellen Sie drei Minuten lang abwechselnd den rechten und den linken, dann den linken und den rechten Fuß mit der gesamten Fläche auf die Treppenstufe bzw. den Stuhl. Gehen Sie dabei mit Ihrem Gewicht mit, als ob Sie eine Treppe hochsteigen wür-

Normale Treppenstufen sind mit 17 cm Idealhöhe oft zu niedrig. Schaffen Sie sich zur Höhenüberwindung am besten ein freies Podest in der Wohnung.

den. Die Geschwindigkeit ist dabei fest vorgegeben. Jede Stufenbesteigung sollte etwa zwei Sekunden lang dauern, sodass Sie nach drei Minuten 90 »Stufen« erreicht haben.

Berechnung

Bestimmen Sie bitte Ihren Ruhepuls P1 vor der Übung nach mindestens zehnminütiger Ruhepause im Liegen, den Wert P2 unmittelbar nach der dreiminütigen Belastung und den P3 eine Minute nach der Belastung. Dann bestimmen Sie den Leistungsindex nach untenstehender Formel (aus: Kirchner 1998):

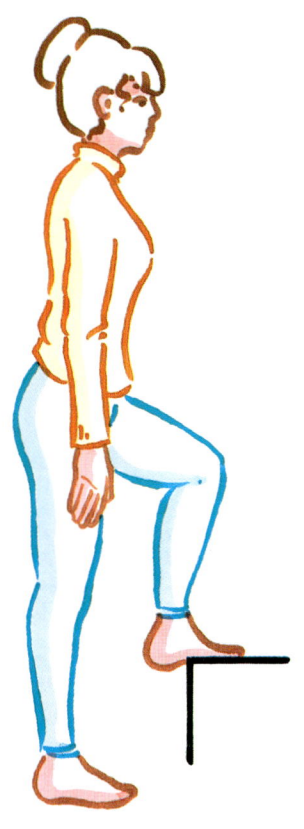

$$\text{L-Index} = \frac{P1 + P2 + P3 - 200}{10}$$

P1 = Ruhepuls
P2 = Belastungspuls
P3 = Puls nach 1 Minute

Auswertung

Beurteilung	Leistungsindex
hervorragend/+3	0–2,9
sehr gut/+2	3–5,9
gut/+1	6–9,9
normal/0	10–14
verminderte Leistungsfähigkeit/-1	> 14,1

Wie viel Kraft haben Sie?

Mit diesen Tests können Sie gezielt Ihre Kraft messen. Je nach alltäglicher Belastung werden Sie vielleicht mit der Beinkraft weniger Schwierigkeiten haben als z. B. mit den Bauchmuskeln. Wenn Sie Ihre »Schwachstellen« kennen, können Sie Ihr Trainingsprogramm darauf abstimmen. Die Tests sind in drei Bereiche eingeteilt: Zuerst werden die Beine getestet, dann der Bereich Arme, Brust und Schulter und zum Schluss die Rücken- und Bauchmuskulatur.

Was Sie für die Krafttests unbedingt benötigen, ist eine Uhr mit Sekundenzeiger, um genaue Daten zu erhalten.

Die Kraft der Beine testen
■ Wand-Sitz
Durchführung

Mit diesem Test bestimmen Sie die Kraftausdauerfähigkeit der Oberschenkelmuskulatur. Lehnen Sie sich mit dem gesamten Rücken an eine Wand. Der Winkel zwischen Rumpf und Oberschenkel beträgt 90 Grad, ebenso der Kniewinkel. Die Arme sind vor der Brust verschränkt. Messen Sie in Sekunden, wie lange Sie diese Sitzposition halten können.

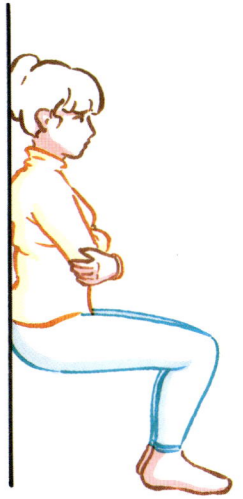

Auswertung

bis 25 J.	25–40 J.	über 45 J.	Bewertung
> 100 s	> 90 s	> 70 s	sehr gut
90–100 s	80–90 s	60–70 s	gut
70–90 s	60–80 s	40–60 s	mittel
50–70 s	45–60 s	25–40 s	schlecht
< 50 s	< 45 s	< 25 s	ungenügend

(aus: Kirchner 1998)

43

Die meisten Menschen sind Links- oder Rechtsfüßer entsprechend ihrer Schreibhand. Einem Rechtsfüßer fällt der linke Einbeinstand naturgemäß schwerer.

■ Ein-Bein-Aufstehen

Durchführung

Stehen Sie mit einem Bein von einem Stuhl auf, ohne sich mit den Händen abzustützen. Die Arme sind vor dem Körper verschränkt. Testen Sie beide Beine.

Ausgangsposition   Endposition

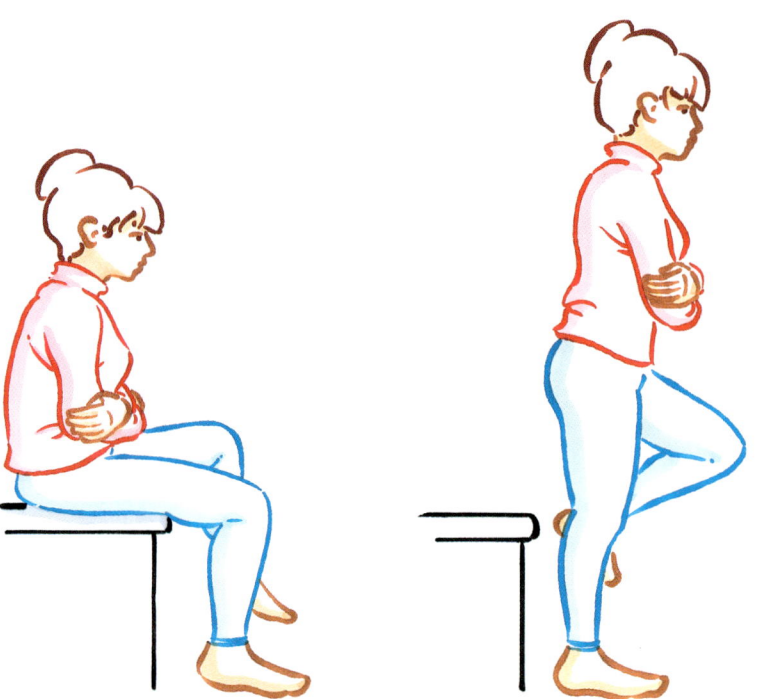

Auswertung

Sie haben den Test bestanden, wenn Sie sowohl mit dem linken Bein als auch mit dem rechten Bein einen sicheren Stand erreicht haben und diesen mehrere Sekunden lang beibehalten können. Der Einbeinstand ist Voraussetzung für nahezu alle sportlichen Fähigkeiten, um einem erhöhten Unfallrisiko vorzubeugen. Ziel ist es daher, die Beinkraft so gut zu trainieren, dass Sie die Aufgabe problemlos lösen können.

Die Kraft des Arm-, Brust- und Schulterbereichs

■ Liegestütz

Durchführung

Liegestütz auf ebenem Boden für Männer bis 50 Jahre.

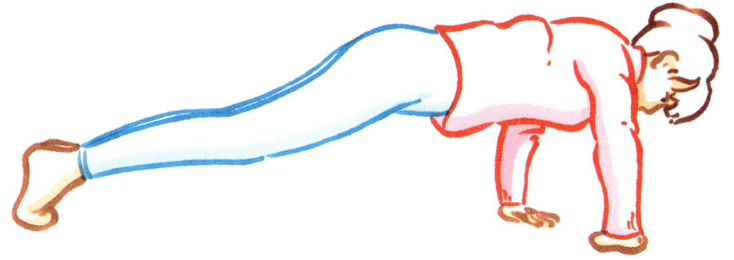

Das Aufsetzen der Hände kann man etwas variieren. Ideal ist eine Lage leicht oberhalb der Brustwarzen.

Halbliegestütz auf den Knien mit angezogenen Unterschenkeln und leichtem Hüftknick für alle Frauen und für Männer ab 50 Jahren.

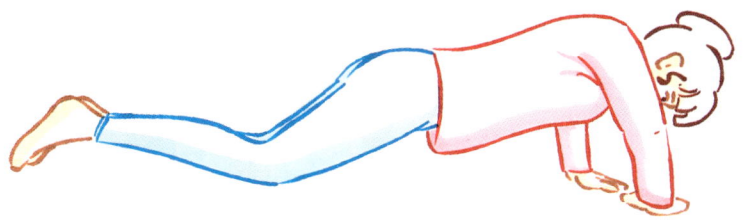

Die Hände werden mit dem Daumen zum Körper in Brusthöhe aufgesetzt. Sie beginnen mit der Streckung, wobei die Arme vollständig durchgestreckt sind. Sie beugen sich bis etwa fünf Zentimeter über dem Boden, Ober- und Unterarm bilden dann einen rechten Winkel, darauf folgt wieder eine Streckung. Beugung und Streckung entsprechen zusammen einer Wiederholung.

→ Das Gesäß darf beim Aufrichten nicht nach hinten geschoben werden, und Sie dürfen nicht ins Hohlkreuz gehen. Richten Sie Ihren Blick auf einen Punkt am Boden, dann bilden Hals und Kopf die gerade Verlängerung des Rückens und der Wirbelsäule.

Vermeiden Sie es bei dieser Übung unbedingt, ein Hohlkreuz zu machen.

Liegestütz-Profis können beim Hochdrücken kurz in die Hände klatschen. Das sollten Sie aber nur nachahmen, wenn Sie schon einige Übung haben.

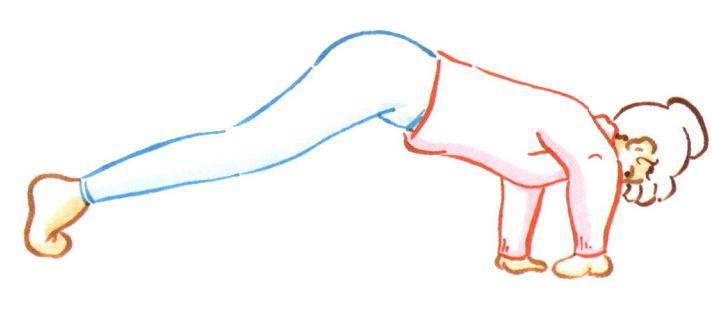

Falsch!

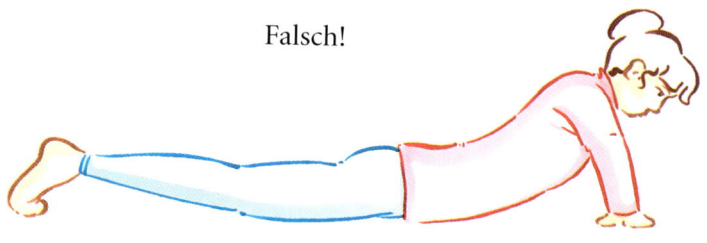

Auswertung: Anzahl der erreichten Wiederholungen

	Bis 25 J.	25–40 J.	40–50 J.	Über 50 J.	Bewertung
Frauen	>35	>30	>25	>15	sehr gut
Männer	>40	>33	>30	>25	
Frauen	>25	>23	>18	>20	gut
Männer	>27	>24	>21	>11	
Frauen	>15	>12	>09	>09	mittel
Männer	>20	>15	>12	>10	
Frauen	>10	>07	>05	>03	schlecht
Männer	>15	>11	>09	>06	
Frauen	<08	<05	<03	<02	ungenügend
Männer	<09	<06	<05	<03	

(aus: Kirchner 1998)

■ »Schulterwegdrücken«

Durchführung

Stellen Sie sich mit dem Rücken zu einer Wand. Ihre Fersen sollten eineinhalb Fuß von der Wand entfernt sein. Gesäß, Rücken und Schulter sollen die Wand berühren. Die Arme sind in Schulterhöhe seitlich angewinkelt. Drücken Sie die Arme kräftig nach hinten, sodass Schultern, Rücken und Gesäß keinen Kontakt zur Wand haben. Halten Sie diese Position, so lange Sie können.

Wenn Sie bei dieser Übung das Gefühl haben, dass sich ein Krampf in der Schulter bildet, müssen Sie die Übung sofort abbrechen.

Ausgangsposition

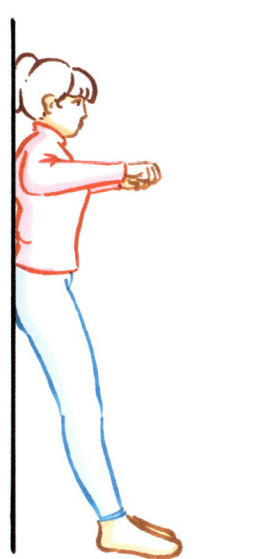

Endposition

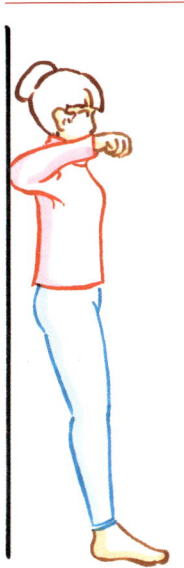

Auswertung
Dokumentieren Sie Ihre persönliche Bestzeit. Sie haben den Test bestanden, wenn Sie die beschriebene Position länger als zehn Sekunden halten können.

Die Kraft der Rücken- und Bauchmuskulatur
■ Rückenstrecken
Durchführung
Beugen Sie sich mit geradem (!) Rücken nach vorne, bis der Winkel zwischen Hüfte und Oberschenkel etwa 90 Grad beträgt. Die Knie sind dabei leicht gebeugt. Nun halten Sie die Arme nach oben, wie auf der folgenden Abbildung dargestellt. Bleiben Sie in dieser Position, so lange Sie können.

Die menschliche Rückenmuskulatur setzt sich aus zwölf verschiedenen Muskelgruppen zusammen.

Ausgangsposition   Endposition

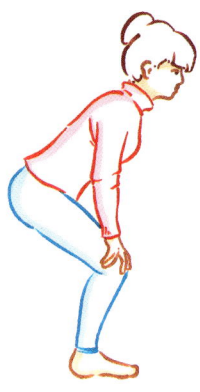 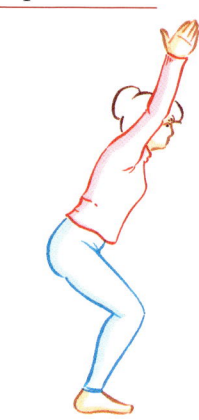

Auswertung

Notieren Sie Ihre persönliche Bestzeit, um einen späteren Vergleich zu ermöglichen. Die Übung ist bestanden, wenn Sie diese Position zehn Sekunden lang halten können.

■ Rumpfaufrichten

Durchführung

Das Rumpfauf-richten wird auch gern als »sit-up« bezeichnet und ist Teil des Bauch-weg-Trainings.

Legen Sie sich in Rückenlage mit angewinkelten Beinen auf den Boden. Richten Sie Ihren Oberkörper auf, indem Sie Ihre gestreckten Arme in Richtung Füße schieben. Die Lendenwirbelsäule bleibt dabei am Boden.

Ausgangsposition   Endposition

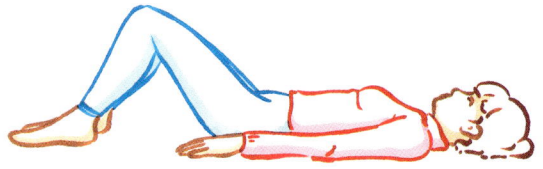 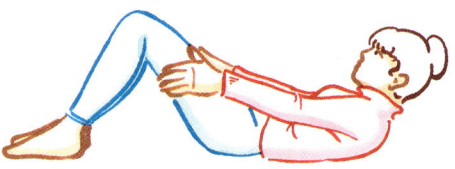

Auswertung

Notieren Sie Ihre persönliche Bestzeit, um einen späteren Vergleich zu ermöglichen. Der Test gilt als bestanden, wenn Sie diese Position zehn Sekunden halten können.

Schwache Bauch-muskeln der Hüften können Kreuz-schmerzen auslösen.

Wie beweglich sind Sie?

■ Wadenmuskulatur

Durchführung

Gehen Sie mit parallel stehenden Füßen langsam in die Hockstellung, ohne die Fersen vom Boden abzuheben. Gemessen wird der Beinwinkel am Kniegelenk.

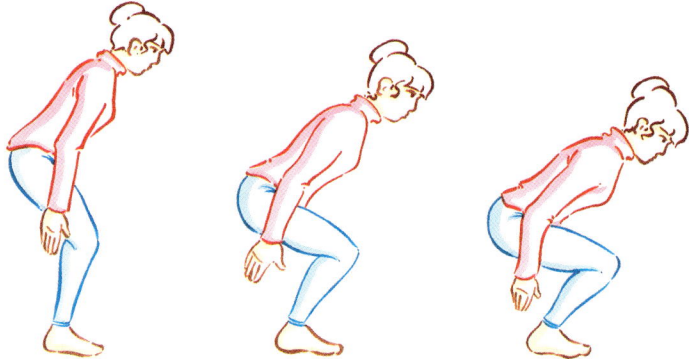

Auswertung

➤ Beträgt die Beugung am Kniegelenk über 90 Grad, ist der Wadenmuskel stark verkürzt.

➤ Beträgt die Beugung 90 Grad, so besteht eine leichte Verkürzung der Wadenmuskulatur.

➤ Eine Beugung unter 90 Grad bedeutet, dass der Muskel eine normale Dehnfähigkeit besitzt.

Machen Sie nicht alle Tests auf einmal! Wählen Sie jeweils drei bis fünf Übungen aus.

■ Beinbeugemuskulatur

Durchführung

Heben Sie in Rücklage das gestreckte Bein maximal in die Senkrechte. Das andere Bein bleibt dabei gestreckt am Boden liegen (eventuell mit Hilfe eines Partners). Vermeiden Sie unbedingt eine Ausweichbewegung der Wirbelsäule. Gemessen wird die Hüftbeugung.

Diese Übung hilft Ihnen, mehr Bewegungsfreiheit im Becken und in den Hüftgelenken zu erfahren.

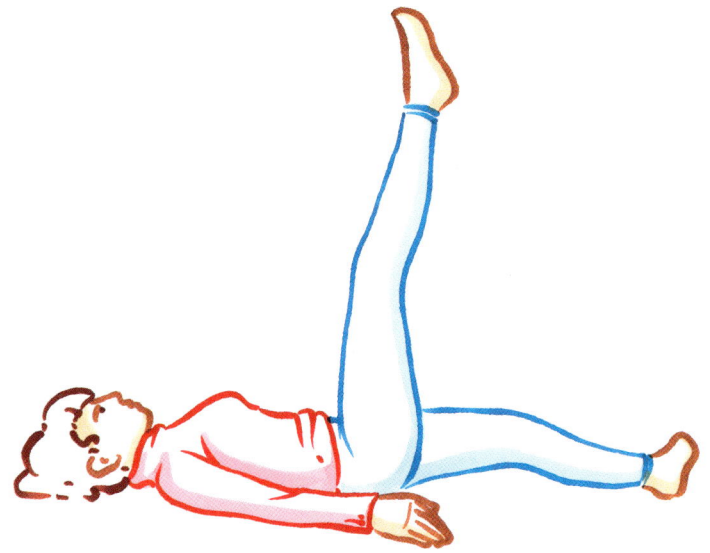

Auswertung

➤ Eine Beugung im Hüftgelenk unter 90 Grad bedeutet, dass die Beinbeugemuskulatur stark verkürzt ist.

➤ Eine Beugung von 90 Grad bedeutet eine leichte Verkürzung der Beinbeugemuskulatur.

➤ Eine Beugung von über 90 Grad bedeutet, dass der Muskel gut dehnfähig ist.

■ Hüftbeugemuskulatur

Durchführung

Bei dieser Testübung brauchen Sie einen Partner. Setzen Sie sich auf eine Stuhlhälfte, und lassen Sie das zu untersuchende Bein seitlich herunterhängen. Die Lendenwirbelsäule liegt an der Stuhllehne an, während der Partner das gebeugte Bein an der Hüfte nach hinten führt, so weit es möglich ist. Gemessen wird dabei die Hüftstreckung.

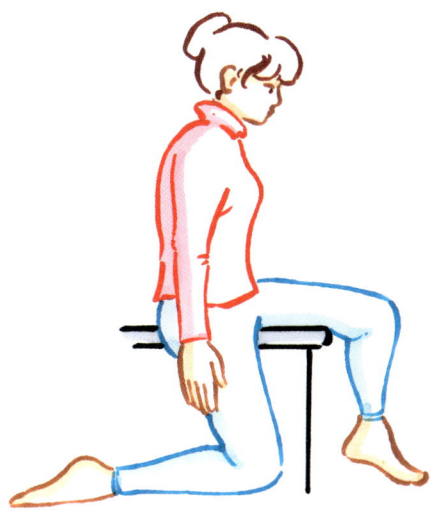

Einige Hüftmuskeln, die Beugemuskeln des Oberschenkels und sämtliche Muskeln an Unterschenkel und Fuß werden vom Hüftnerv, dem längsten und dicksten Nerv, versorgt.

Auswertung

➤ Erreichen Sie auch mit der Hilfe des Partners keine vollständige Hüftstreckung, so ist die Hüftmuskulatur stark verkürzt.

➤ Verbleibt der Oberschenkel in der Nullstellung, so besteht eine leichte Verkürzung der Hüftbeuger.

➤ Erreichen Sie eine Überstreckung der Hüfte, so besteht eine gute Dehnfähigkeit der Hüftbeuger.

■ Rumpfbeugen

Mit dieser Übung testen Sie die Rumpfbeweglichkeit und Dehnfähigkeit Ihrer Beinmuskulatur.

→ Die folgende Übung eignet sich lediglich als Test. Brechen Sie sie bei auftretenden Schmerzen sofort ab! Achten Sie darauf, ruckartige Bewegungen zu vermeiden. Vor der Übung sollten Sie sich gut aufgewärmt und Ihre Muskeln gedehnt haben.

Nicht wenige Kinder versagen bei diesem Test. Den Rumpf beugen zu können, ist also auch eine Veranlagungssache.

Durchführung

Setzen Sie sich auf den Boden, und strecken Sie die Beine aus. Beugen Sie den Rumpf mit durchgedrückten Knien nach vorn, und halten Sie die Position zwei Sekunden lang. Messen Sie den Abstand der ausgestreckten Finger zur Fußsohle.

Wenn die Finger die Füße nicht erreichen, ist dies als negativer Wert zu messen. Wenn die Finger über die Füße hinausreichen, ist dies als positiver Wert zu messen. Dies gilt aber nicht grundsätzlich, da nicht jeder menschliche Körper gleich proportioniert ist.

Die Rumpfmuskulatur ist wichtig beim Aufrechtstehen, Tragen und Stützen.

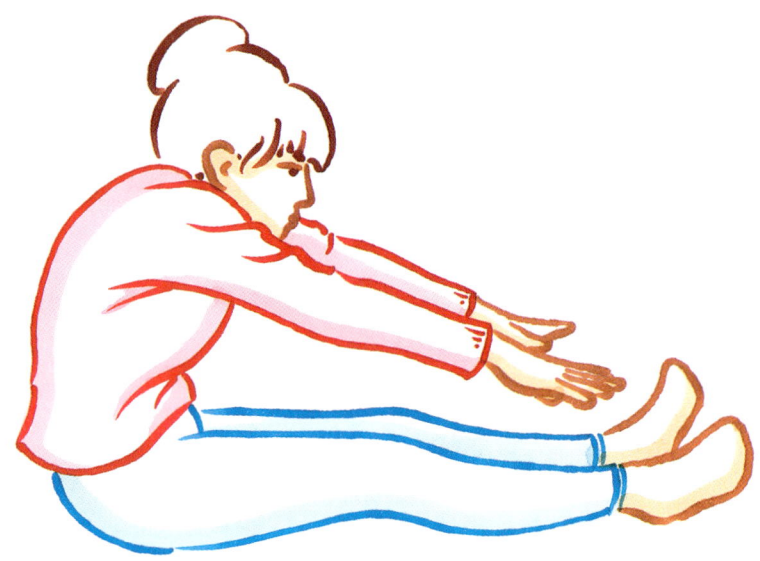

Auswertung

	20–29 J.	30–39 J.	40–49 J.	50–59 J.	Bewertung
Frauen	>13 cm	>11 cm	>10 cm	>8 cm	sehr gut
Männer	>8 cm	>6 cm	>6 cm	>5 cm	
Frauen	8–13 cm	6–11 cm	5–10 cm	3–8 cm	gut
Männer	3–8 cm	1–6 cm	1–6 cm	1–5 cm	
Frauen	4–7 cm	2–5 cm	0–4 cm	0–2 cm	mittel
Männer	-1–2 cm	-3–0 cm	-2–0 cm	-5–0 cm	
Frauen	-1–3 cm	-3–1 cm	-4--1 cm	-5--1 cm	schwach
Männer	-7--2 cm	-9--4 cm	-9--3 cm	-11--6 cm	
Frauen	<-1 cm	<-3 cm	<-4 cm	<-5 cm	sehr schwach
Männer	<-7 cm	<-9 cm	<-9 cm	<-11 cm	

(aus: Bös 1996)

■ Beweglichkeit der Schultern

Durchführung

Stellen Sie sich mit dem Rücken zur Wand. Der gesamte Rücken und das Gesäß liegen an. Der Abstand der Fersen zur Wand beträgt dabei eineinhalb Fußlängen. Heben Sie nun die gestreckten Arme über den Kopf zur Wand, ohne die beschriebene Ausgangssituation zu verändern.

Auswertung

Sie haben die Übung bestanden, wenn Sie die Wand mit den Händen (Handflächen zeigen nach vorne) berühren können, ohne dass Gesäß und Rücken dabei den Kontakt zur Wand verlieren.

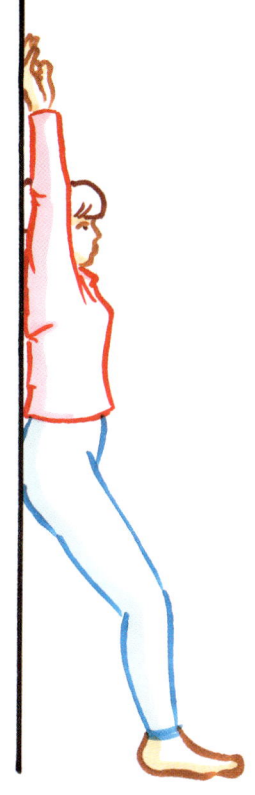

Dehnungsübungen sind ein eigenes Programm. Zusätzlich zu den hier im Buch beschriebenen können Sie sich die Anleitungen im Arthrose-Ratgeber durchlesen.

Testen Sie Ihre Koordination

Einbeinstand

Mit den verschiedenen Varianten des Einbeinstands testen Sie Ihr Gleichgewicht.

■ Einbeinstand mit offenen Augen

Durchführung

Stehen Sie auf einem Bein. Die Fußsohle des anderen Beines stellen Sie seitlich an das Knie des Standbeins an. Strecken Sie die Arme zur Seite. Messen Sie, wie lange Sie so auf dem rechten und auf dem linken Bein stehen können. Sie sollten 60 Sekunden nicht überschreiten.

Manche Naturvölker wählen als Ruheposition, ähnlich einem Storch, den Einbeinstand ohne Armstreckung.

Auswertung

	30–39 J.	40–49 J.	50–59 J.	Bewertung
Frauen	60 s	60 s	60 s	sehr gut
Männer	>60 s	>60 s	>60 s	
Frauen	57–59 s	57–59 s	42–59 s	gut
Männer	60 s	60 s	49–60 s	
Frauen	37–56 s	37–56 s	22–41 s	mittel
Männer	42–59 s	41–59 s	29–48 s	
Frauen	17–36 s	17–36 s	2–21 s	schwach
Männer	23–41 s	21–40 s	9–28 s	
Frauen	<17 s	<17 s	<2 s	sehr schwach
Männer	<23 s	<21 s	<9 s	

(aus: Bös 1996)

Das Augenschließen dient der Konzentration auf den Balancesinn.

■ Einbeinstand mit geschlossenen Augen
Durchführung

Stehen Sie auf einem Bein. Die Fußsohle des anderen Beines stellen Sie seitlich an das Knie des Standbeins an. Strecken Sie die Arme zur Seite, schließen Sie die Augen. Sie messen die Standzeit jeweils für das rechte und linke Bein (maximal 30 Sekunden).

Auswertung

	30–39 J.	40–49 J.	50–59 J.	Bewertung
Frauen	>17 s	>14 s	>12 s	sehr gut
Männer	>18 s	>17 s	>14 s	
Frauen	12–17 s	10–14 s	7–12 s	gut
Männer	12–18 s	11–17 s	9–14 s	
Frauen	6–11 s	4–9 s	2–6 s	mittel
Männer	5–11 s	5–10 s	2–8 s	
Frauen	1–5 s	1–3 s	1 s	schwach
Männer	1–4 s	1–4 s	1 s	
Frauen	0 s	0 s	0 s	sehr schwach
Männer	0 s	0 s	0 s	

(aus: Bös 1996)

■ Einbeinstand mit Kopfdrehung

Durchführung

Drehen Sie den Kopf mit geöffneten Augen im Einbeinstand gleichmäßig nach links und rechts (innerhalb von zehn Sekunden etwa achtmal).

Auswertung	30–39 J.	40–49 J.	50–59 J.	Bewertung
Frauen	>18 s	>17 s	>13 s	sehr gut
Männer	>22 s	>20 s	>15 s	
Frauen	13–18 s	11–17 s	7–13 s	gut
Männer	16–22 s	13–20 s	9–15 s	
Frauen	7–12 s	5–10 s	1–6 s	mittel
Männer	8–15 s	6–12 s	1–8 s	
Frauen	1–6 s	1–4 s	0 s	schwach
Männer	1–7 s	1–5 s	0 s	
Frauen	0 s	0 s	0 s	sehr schwach
Männer	0 s	0 s	0 s	

(aus: Bös 1996)

Wie steht es um Ihre Schnelligkeit?

■ »Stabfassen«

Durchführung

Mit dieser Übung ermitteln Sie Ihre Reaktionsgeschwindigkeit. Dafür brauchen Sie einen Partner und einen Stab (z. B. Besenstiel), der im unteren Drittel markiert ist.

Setzen Sie sich rücklings auf einen Stuhl. Eine Hand liegt an der Handwurzel auf der Lehne auf. Der Partner hält vor Ihnen senkrecht einen Stab. Umgreifen Sie den Stab direkt unter der markierten Stelle mit leicht geöffneter Faust, ohne ihn zu berühren. Der Partner gibt das Kommando »fertig« und lässt daraufhin den Stab innerhalb der nächsten ein bis drei Sekunden los. Versuchen Sie, den Stab möglichst schnell aufzufangen. Messen Sie den

Stabfassen ohne Partner kann als Training für die persönliche Rhythmik ausgeführt werden.

55

Diese Übung klingt ganz einfach. Sie werden aber überrascht sein, wie sehr man seine Konzentration zusammennehmen muss, um keinen Fehlgriff zu tun.

Abstand der neuen Griffstelle (Daumenseite) zur Ausgangsmarkierung. Sie haben fünf Versuche, die besten drei Versuche nehmen Sie für die Auswertung.

Plastikbesenstiele sind für diesen Versuch zu leicht, denn sie fallen langsamer als die aus Eschenholz. Hinzu kommt, dass bei kleinen Händen das lockere, berührungsfreie Umfassen eines dicken Stiels kaum möglich ist. Versuchen Sie deshalb einen Stab zu finden, der eine spezifische Schwere aufweist. Vielleicht versuchen Sie es mit einem schwereren Stock, mit dem man Pflanzen im Garten festbindet, oder einem Haselstecken.

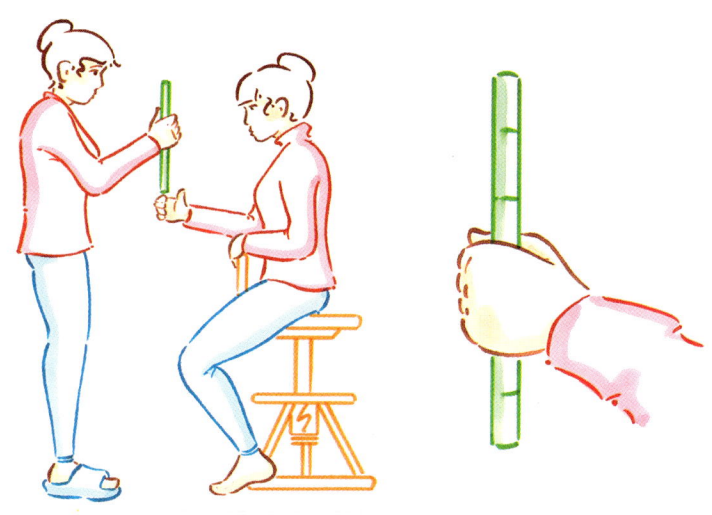

Auswertung

	30–39 J.	40–49 J.	über 50 J.	Bewertung
Frauen	<18 cm	<19 cm	<24 cm	überdurch-
Männer	<12 cm	<13 cm	<22 cm	schnittlich
Frauen	18–32 cm	19–35 cm	24–42 cm	durch-
Männer	12–32 cm	13–40 cm	22–34 cm	schnittlich
Frauen	>32 cm	>35 cm	>42 cm	unterdurch-
Männer	>32 cm	>40 cm	>34 cm	schnittlich

(aus: Meusel 1996)

Gesamtauswertung

Tragen Sie Ihre Testergebnisse mit Datum und Bewertung in die Tabelle auf den folgenden Seiten ein. Haben Sie alle Bereiche getestet, können Sie Ihre persönlichen Stärken und Schwächen ablesen und einen Überblick über Ihre aktuelle Fitness erhalten.

Eine ganzheitliche Fitness bedeutet befriedigende, also durchschnittliche Ergebnisse in allen Übungsbereichen. Aus diesem Grund sollten Sie sich zunächst besonders den Übungen, die Ihnen besondere Schwierigkeiten bereitet haben oder die Sie nicht »bestanden« haben, zuwenden. Es ist sinnvoll, diese Bereiche im Training als Schwerpunkte zu behandeln, um sich langfristig zu verbessern. Dabei sollten Sie schrittweise vorgehen und sich nicht überfordern.

Eine regelmäßige Bestandsaufnahme Ihres Leistungsstandes ist sehr nützlich für ein effektives Training.

Anhand einer regelmäßigen Wiederholung der Tests können Sie die Entwicklung Ihrer Leistungsfähigkeit wunderbar verfolgen. Sie werden Erfolge feststellen und immer genau wissen, welchen Bereichen Sie sich besonders widmen müssen.

■ Tabelle der Testergebnisse

Die Tabelle können Sie sich kopieren und beliebig weiterführen. In der Spalte »Bewertung« können Sie die Bewertung aus den Auswertungstabellen einfügen oder auch folgende Abkürzungen verwenden:

➤ Sehr gut: 2+
➤ Gut/überdurchschnittlich: 1+
➤ Mittel/durchschnittlich: 0
➤ Schlecht/schwach/unterdurchschnittlich: −1
➤ Ungenügend/sehr schwach: -2

Ebenso können Sie für »bestanden« ein »+« und für »nicht bestanden« ein »−« eintragen.

Der Ruffier-Stufentest (→ Seite 41) bildet eine Ausnahme in diesem Bewertungsschema. Wie dort die Bewertungskürzel zu verteilen sind, können Sie der Auswertungstabelle bei dem Test selbst entnehmen.

Ergebnisse im Minusbereich bedürfen besonderer Aufmerksamkeit. Ausnahme sind krankheitsbedingte Defizite.

	Datum	Ergebnis	Bewertung
Walkingtest			
Ruffier-Stufentest			
Wand-Sitz			
Ein-Bein-Aufstehen			
Liegestütz			
»Schulterwegdrücken«			
Rückenstrecken			
Rumpfaufrichten			
Wadenmuskulatur			
Beinbeugemuskulatur			
Hüftbeugemuskulatur			
Rumpfbeugen			
Beweglichkeit der Schultern			
Einbeinstand mit offenen Augen			
Einbeinstand mit geschlossenen Augen			
Einbeinstand mit Kopfdrehung			

um	Ergebnis	Bewertung	Datum	Ergebnis	Bewertung

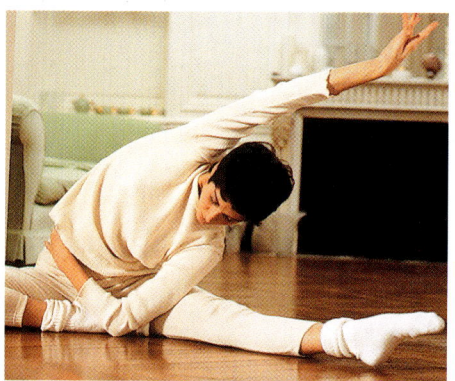

Ihr individuelles Trainingsprogramm

Nun können Sie loslegen! Die folgenden Übungen haben eines gemeinsam: Sie sind alle relativ einfach durchzuführen und sehr effektiv. Es gibt Übungen für jeden Trainingsbereich und für jeden Anspruch. Es liegt nun an Ihnen, sich ein Trainingsprogramm zusammenzustellen, das speziell auf Sie zugeschnitten ist, und dieses Programm regelmäßig zu absolvieren. Auch wenn Sie sich anfangs manchmal zum Sport zwingen müssen – sobald Sie die umfassende positive Wirkung eines regelmäßigen Trainings erfahren haben, wird alles leichter fallen.

Dehnungsübungen sind bei jeder Art von Training ein wichtiger Bestandteil.

Ein Programm zusammenstellen

Nachdem Sie Ihre Konstitution getestet haben, kennen Sie Ihre Stärken und Schwächen. Aus gesundheitlicher Sicht ist es besonders wichtig, Ausdauer, Kraft und Beweglichkeit zu trainieren. Schnelligkeit und Koordination sollten Sie vor allem dann üben, wenn Sie damit Probleme haben. Prinzipiell müssen Sie sich Ihren Schwachstellen intensiver widmen.

■ Aufbau einer Trainingseinheit

Das Fitnessprogramm soll – wie jede sportliche Betätigung – mit einem Aufwärmteil begonnen und mit einer Abkühlungsphase beendet werden.

Wenn Sie mehrere Übungsbereiche in einem Training durchführen, dann beachten Sie folgende Reihenfolge:
1. Aufwärmphase
2. Schnelligkeit
3. Koordination
4. Kraft
5. Ausdauer
6. Cool-Down

■ Beispiel für ein Anfängertraining

1. Aufwärmen: 5 Minuten locker Laufen/Hüpfen; 5 Minuten Dehnen

2. Schnelligkeit: 5 Minuten; z. B. »Tappings« (→ Seite 105)

3. Koordination: 5 Minuten; z. B. Gleichgewichtsübungen

4. Kraft: insgesamt 20–30 Minuten; vier bis fünf Übungen für alle wichtigen Muskelgruppen (Bauch, Rücken, Beine, Schultergürtel)

5. Ausdauer: 30–40 Minuten; z. B. Gehen, Joggen, Rad fahren

6. Cool-Down: 5–10 Minuten; Dehnen der vorher trainierten Muskelgruppen

Dieses Kompaktprogramm dauert 75 bis 100 Minuten. Wenn Sie es zweimal wöchentlich mit einem Abstand von zwei bis drei Tagen absolvieren, reicht dies für den Anfang völlig aus.

■ So könnte eine Trainingswoche aussehen

Anfänger	
MO	
DI	Kraft: 30 Minuten Bauch, Rücken, Beine, Schultergürtel
MI	
DO	Ausdauer: 30 Minuten z. B. Laufen
FR	
SA	Kraft: 30 Minuten Bauch, Rücken, Beine, Schultergürtel
SO	Ausdauer: 30–60 Minuten z. B. Rad fahren
	Gesamt: 4 Trainingseinheiten, 2 h – 2 h 30 min

Die im Wochenplan angegebenen Zeiten beinhalten jeweils die Aufwärmphase und das Cool-Down.

Fortgeschrittene	
MO	
DI	Kraft: 40–60 Minuten Bauch, Rücken, Beine, Schultergürtel
MI	
DO	Ausdauer: 60 Minuten z. B. Laufen
FR	Kraft: 30–50 Minuten Bauch, Rücken, Beine, Schultergürtel
SA	Ausdauer: 30–60 Minuten z. B. Laufen
SO	Ausdauer: 60–90 Minuten Laufen oder Rad fahren
	Gesamt: 5 Trainingseinheiten, 3 h 40 min – 5 h 20 min

■ Die Aufwärmphase

In der Aufwärmphase sollen Körper und Psyche allmählich auf die folgende Belastung vorbereitet werden. Dies ist notwendig für eine optimale Leistungsfähigkeit von Herz, Kreislauf, Atmung und Muskeln. Beginnen Sie also mit einfachen Ganzkörperübungen, wie z. B. langsamem Laufen im Freien, oder mit Lauf-, Geh- und Hüpfbewegungen, wenn Sie in einem Raum trainieren. Anschließend sollten Sie die einzelnen Muskelgruppen dehnen (→ Seite 89–98). Die gesamte Aufwärmphase sollte fünf bis zehn Minuten dauern.

Wenn Sie mit dem Fahrrad zu Ihrem Startpunkt beim Joggen fahren, sind Sie schon etwas aufgewärmt. Vor dem Start genügen dann ein paar Dehnungsübungen.

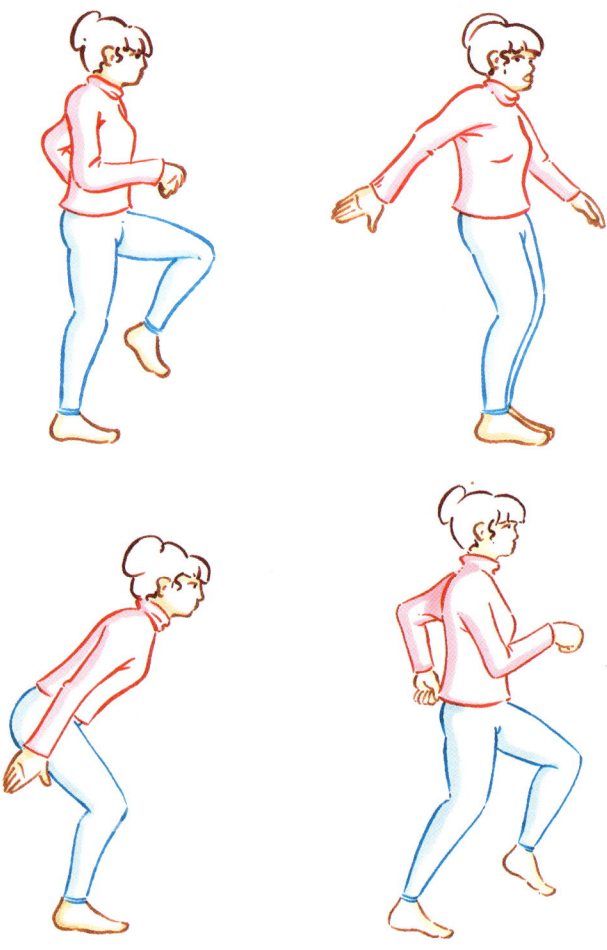

■ Cool-Down

Vermeiden Sie ein abruptes Ende Ihres Fitnessprogramms und gönnen Sie sich nach der letzten Übung einige Minuten der Entspannung und Erholung. Hierfür sind ebenfalls Dehnungsübungen geeignet, die den Muskelstoffwechsel und die Muskelentspannung fördern sollen (→ Seite 89–98).

■ Trainingshilfen

Die meisten der hier vorgestellten Übungen sind ohne besondere Zusatzhilfen und Aufwand durchführbar. Zum Teil werden einfache Alltagsgegenstände einbezogen, wie beispielsweise ein Seil oder ein Tisch. Um das Programm jedoch abwechslungsreicher zu gestalten, haben wir auch Übungen aufgenommen, für die man einen Gymnastikball (z. B. Pezziball) beziehungsweise ein Gymnastikband (z. B. Theraband) benötigt. Diese Kleingeräte sind relativ günstig in fast jedem Sportgeschäft zu erwerben und vielfältig einsetzbar.

Dehnungsübungen nach dem Training verhindern, dass sich Ihre Muskeln dauerhaft verkürzen.

■ Ein paar Grundbegriffe

➤ Dauer: So lange müssen Sie eine eingenommene Position halten (z. B. 20–30 Sekunden).

Wichtige Regeln für jedes Training

■ Vermeiden Sie Pressatmung! Atmen Sie während der Übung ruhig und gleichmäßig.

■ Beim Anspannen der Muskeln ausatmen, beim Entspannen einatmen.

■ Vermeiden Sie Überbelastungen! Sobald eine der Übungen Schmerzen verursacht, brechen Sie sie ab.

■ Achten Sie darauf, sämtliche Bewegungen korrekt auszuführen – es gilt immer Qualität vor Quantität!

■ Bei Symptomen wie Krämpfen, Übelkeit, Schwindel und unregelmäßiger Atmung beenden Sie das Training sofort!

■ Beachten Sie die jeweiligen Hinweise und mögliche Fehlerquellen der einzelnen Übungsbereiche.

Bei manchen Übungen finden Sie auch Angaben zu den Pausen, die Sie zwischen den Serien einhalten sollten.

➤ Wiederholung: So oft müssen Sie eine Bewegung wiederholen (z. B. 15-mal).

➤ Satz/Serie: So oft müssen Sie eine Position einnehmen und halten (3-mal 30 Sekunden) oder die kompletten Wiederholungen einer Bewegung absolvieren (3-mal 15 Wiederholungen).

➤ Trainingsprogramm/Trainingseinheit: Die an einem Tag hintereinander absolvierten Übungen (z. B. Kompaktprogramm oder nur Ausdauertraining).

➤ Trainingsplan: So verteilen Sie Ihre Trainingseinheiten über eine Woche, einen Monat, ein Jahr …

Ausdauertraining

Das Training der Ausdauer kann man gut getrennt vom restlichen Programm an einem eigenen Termin durchführen, z. B. Joggen oder Schwimmen. Doch unabhängig davon, in welchem Rahmen Sie Ihre Ausdauer trainieren, es sind immer folgende Grundregeln zu beachten:

Ausdauertraining kann man wunderbar in einer Gruppe machen. Lassen Sie sich jedoch nicht unter Leistungsdruck setzen: Jeder läuft so schnell und so weit er kann.

➤ Das Ausdauertraining sollte regelmäßig durchgeführt werden. Zu große Pausen führen unweigerlich zu einer Verringerung der Leistungsfähigkeit.

➤ Ein Trainingseinstieg ist jederzeit möglich.

➤ Ab dem 35. Lebensjahr ist eine sportärztliche Untersuchung mit Belastungs-EKG empfehlenswert.

➤ Bei Überlastung (z. B. Übelkeit, Schwindel, Atemnot) muss das Training sofort abgebrochen werden.

➤ Verzichten Sie bei einem fieberhaften Infekt auf ein Ausdauerprogramm.

➤ Lassen Sie Ihr Ausdauerprogramm mit einer Cool-Down-Phase (z. B. lockerem Auslaufen) langsam ausklingen und verzichten Sie auf den häufig praktizierten Endspurt. Dieser bewirkt zum Schluss lediglich erhöhte Laktatwerte (Milchsäure) und somit eine verlängerte Regenerationszeit.

➤ Trainieren Sie immer so, dass es Spaß macht. Setzen Sie sich nicht unter zu starken Erfolgsdruck.

■ Die beste Sportart für das Ausdauertraining

Die Ausdauer lässt sich am besten mit Sportarten trainieren, bei denen viele verschiedene Muskelgruppen beteiligt sind. Dazu gehören Joggen, Rad fahren, Schwimmen, Skilanglauf, Inline-Skating, Walking oder (Berg-)Wandern. Auch Heimtrainer wie ein Fahrrad- oder Ruderergometer oder ein Stepper sind durchaus geeignet und sinnvoll, um die Ausdauer zu trainieren. Als optimale Ausdauersportart wird der Dauerlauf angesehen: Bereits bei geringstem Belastungs- und Zeitaufwand lassen sich die größten gesundheitlichen Anpassungen erzielen. Lediglich stark übergewichtige Personen beziehungsweise Personen mit orthopädischen Problemen – besonders im Bereich der Hüft-, Knie- und Sprunggelenke – sollten Sportarten wählen, welche den Bewegungsapparat entlasten. Hierzu bieten sich Rad fahren oder Schwimmen an, weil hier das Eigengewicht über das Fahrrad beziehungsweise das Wasser getragen wird.

Schwimmen schont die Gelenke und ist besonders gut bei Rückenproblemen. Das gilt vor allem für Kraulen und Rückenschwimmen.

■ Wie oft und wie lange soll man trainieren?

Für das gesundheitliche Ausdauertraining gibt es zwei Eckwerte: das Minimalprogramm und das Optimalprogramm.

Das Minimalprogramm enthält das Mindestmaß an Training, das durchgeführt werden muss, um entscheidende gesundheitliche Anpassungen zu erreichen. Dafür gelten folgende Regeln:

➤ Wählen Sie eine für Sie geeignete Ausdauersportart aus.

➤ Trainieren Sie insgesamt mindestens eine Stunde pro Woche. Am besten ist ein Intervall von dreimal die Woche 20 Minuten (z. B. Montag, Mittwoch und Freitag). Nur einmal in der Woche eine Stunde zu trainieren ist nicht sinnvoll (zu lange Pause).

➤ Bei Untrainierten steigt die Belastungsfähigkeit relativ schnell an. Bereits nach wenigen Wochen erreichen Sie bei einem regelmäßigen Training eine Art Leistungsplateau. Um sich weiter zu verbessern, müssen Sie den Trainingsumfang erhöhen.

Das Optimalprogramm ist von Person zu Person individuell verschieden. Folgende Kriterien gelten jedoch für jedermann:

➤ Trainieren Sie insgesamt zwei bis vier Stunden pro Woche.

Beim Trainieren wirken mechanische, biologische und psychologische Vorgänge auf die Leistungssteigerung.

➤ Verteilen Sie das gesamte Training auf drei bis vier Trainingseinheiten in der Woche, davon sollte eine deutlich länger sein als die anderen.

Optimalprogramm für die Ausdauer

Optimalprogramm für Anfänger	Optimalprogramm für Fortgeschrittene
■1. Trainingseinheit: 30 Minuten	■1. Trainingseinheit: 30 Minuten
■2. Tainingseinheit: 30–60 Minuten	■2. Tainingseinheit: 30–60 Minuten
■3. Trainingseinheit: 60 Minuten	■3. Trainingseinheit: 30–60 Minuten
	■4. Trainingseinheit: 60–90 Minuten

■Wie intensiv soll man trainieren?

Mehr als im Optimalprogramm vorgesehen zu trainieren, führt zwar zu einer weiteren Leistungsverbesserung, ist jedoch auch eine hohe orthopädische Belastung.

Um die Belastung optimal zu dosieren, empfiehlt es sich, während des Trainings die Herzfrequenz zu messen, um so immer im optimalen Bereich zu trainieren. Steht Ihnen kein automatischer Pulsmesser zur Verfügung, so müssen Sie den Puls vor und nach dem Training manuell messen (→ Seite 39).

Die Veränderung des Pulses unter Belastung kann individuell stark variieren. Wichtige Einflussfaktoren sind unter anderem Alter und Trainingszustand. Außerdem erfordert jede Sportart beziehungsweise jedes Ausdauergerät eine unterschiedliche Auswertung der Herzfrequenz.

■Der optimale Trainingspuls

Anhand der folgenden Tabelle (→ Seite 68/69) können Sie Ihren optimalen Trainingspuls für das Joggen und das Radfahren feststellen. Während des Ausdauertrainings sollten Sie diesen Bereich einhalten, um das Herz-Kreislauf-System zu stärken und eine bessere Kondition zu erhalten. Trainieren Sie unterhalb oder oberhalb dieses Bereiches, ist das ganze Training nur wenig effektiv. Beim Radfahren ist die empfohlene Trainingspulsfrequenz niedriger als beim Joggen.

Während der Belastung sollten Sie sich allgemein wohl fühlen und immer normal atmen und reden können.

■ Die Vier-Schritte-Atmung

Ein bedeutendes Kriterium für ein gesundes Ausdauertraining ist Ihr persönliches Wohlbefinden während und nach einer Belastung! Sie sollten während des Trainings stets in der Lage sein, ein fortlaufendes Gespräch mit Ihrem Trainingspartner zu führen. Laufen oder radeln Sie also langsamer, wenn Sie nach Luft schnappen müssen.

Beim Joggen können Sie sich auch am Atemrhythmus orientieren: Machen Sie vier Schritte zum Einatmen und vier Schritte zum Ausatmen. Bei Trainierten verkürzt sich die Ein- und Ausatmung auf insgesamt sechs bis sieben Schritte. Sie brauchen lediglich zu Beginn des Trainings zu zählen, bis sich ein geeigneter Laufrhythmus eingespielt hat. Versuchen Sie dann, das gewählte Tempo gefühlsmäßig beizubehalten.

Anleitung zum Ausdauertraining

■ Ziel ist es, die Herzfrequenz über einen längeren Zeitraum auf erhöhtem Niveau zu halten.

■ Beginnen Sie, indem Sie 20 Minuten am Stück trainieren.

■ Sollten Sie dies nicht schaffen, senken Sie die Intensität (Gehen oder Rad fahren statt Joggen) und scheuen Sie sich nicht, kurze Pausen einzulegen.

■ Wenn Sie die Belastung erhöhen, trainieren Sie erst häufiger (drei- statt zweimal pro Woche), dann länger (40 statt 30 Minuten).

■ Nur wenn Sie gesund sind und schon eine Weile trainiert haben, sollten Sie die Intensität des Trainings erhöhen (schneller).

■ Joggen belastet Ihre Gelenke (Knie, Hüfte) mehr als Rad fahren oder Schwimmen. Wenn Sie langsam beginnen und sich gemächlich steigern, passen sich die Gelenke jedoch im Lauf der Zeit an die Belastung an.

Die Anstrengung sollte immer im leichten bis mittleren Bereich liegen. Nur wer Spaß am Ausdauertraining hat, wird sich regelmäßig und konsequent dem jeweiligen Sport widmen!

Optimaler Trainingspuls für das Joggen

Alter	20				25			
Ruhepuls	50	60	70	80	50	60	70	8
Anfänger	146	150	154	158	144	149	153	15
Fortgeschrittene	154	158	161	165	145	156	160	16
Geübte	162	165	168	171	160	163	166	17

Alter	45				50			
Ruhepuls	50	60	70	80	50	60	70	8
Anfänger	137	143	147	151	137	141	145	14
Fortgeschrittene	138	149	153	156	144	148	151	15
Geübte	153	156	159	162	152	155	158	16

Optimaler Trainingspuls für das Radfahren

Alter	20				25			
Ruhepuls	50	60	70	80	50	60	70	8
Anfänger	140	144	148	152	137	141	145	149
Fortgeschrittene	141	151	155	158	138	148	151	155
Geübte	155	158	161	164	152	155	158	161

Alter	45				50			
Ruhepuls	50	60	70	80	50	60	70	8
Anfänger	125	129	133	137	122	126	130	134
Fortgeschrittene	126	135	138	142	123	132	135	139
Geübte	138	141	144	147	134	137	140	143

30				35				40			
0	60	70	80	50	60	70	80	50	60	70	80
3	147	151	155	140	146	150	154	140	144	148	152
1	154	158	161	141	153	156	160	148	151	155	158
9	162	165	168	157	160	163	166	155	158	161	164

55				60				65			
0	60	70	80	50	60	70	80	50	60	70	80
6	140	144	148	134	138	142	146	133	137	141	145
3	146	150	153	141	145	148	152	139	143	146	150
0	153	156	159	148	151	154	157	146	149	152	155

30				35				40			
0	60	70	80	50	60	70	80	50	60	70	80
4	138	142	146	131	135	139	143	128	132	136	140
5	145	148	152	132	141	145	149	134	138	142	145
8	151	154	157	145	148	151	154	141	144	147	150

55				60				65			
0	60	70	80	50	60	70	80	50	60	70	80
9	123	127	131	116	120	124	128	113	117	121	125
0	128	132	135	117	125	129	132	118	122	125	129
1	134	137	140	127	130	133	136	124	127	130	133

Kraftübunqen

Die Muskelkraft ist, physikalisch gesehen, die Ursache für die Beschleunigung von Körpermasse.

Beim Durchführen der Kraftübungen ist es besonders wichtig, die Bewegungen immer korrekt auszuführen. Um dies zu gewährleisten, sollten Sie folgende Regeln beachten:

➤ Vermeiden Sie ruckartige, unkontrollierte und schwunghafte Bewegungen.

➤ Führen Sie die Übungen langsam mit gleichmäßiger Bewegungsgeschwindigkeit aus.

➤ Versuchen Sie, bei allen Übungen gleichmäßig und ruhig weiter zu atmen.

➤ Bei Schmerz, Überlastung oder Schwindelgefühl beenden Sie das Training sofort!

Atmen nicht vergessen! Bei Belastung ausatmen – bei Entlastung einatmen.

Anleitung zum Krafttraining

■ Sie trainieren Ihre Kraftausdauer, indem Sie die Belastung einer Übung so wählen, dass Sie mindestens 15 Wiederholungen schaffen. Am Anfang wiederholen Sie dies drei- bis viermal (= drei bis vier Sätze). Machen Sie zwischen den Sätzen maximal 60 Sekunden Pause.

■ Beginnen Sie, indem Sie zunächst vier bis fünf Übungen für wichtige Muskelgruppen auswählen, beispielsweise Beine, Bauch, Rücken und Schultergürtel. Später nehmen Sie dann mehr und andere Übungen zu Ihrem Programm dazu.

■ Wenn Sie die Belastung steigern, verkürzen Sie erst die Pause (20 bis 30 Sekunden), erhöhen dann die Satzzahl (5 mal 15 Wiederholungen) und schließlich die Wiederholungszahl (5 mal 20 bis 25 Wiederholungen).

■ Nur wenn Sie gesund sind, keine Probleme an Wirbelsäule und Gelenken haben und schon eine längere Zeit trainieren, erhöhen Sie die Belastungsintensität, indem Sie eine schwierigere Übung wählen.

■ Führen Sie die Übungen immer langsam und kontrolliert durch. Bewegungen mit Schwung vermindern den Effekt und bergen ein Verletzungsrisiko.

■ Auswahl der Übungen

Berücksichtigen Sie bei der Auswahl Ihrer Übungen die Ergebnisse der Krafttests. Versuchen Sie sich gezielt in den »schwachen« Bereichen zu verbessern.

Für jeden Muskelbereich finden Sie eine leichte und eine schwerere Übungsvariante. Beginnen Sie zunächst mit der leichten Variante. Wählen Sie erst dann die schwierigere, wenn es Ihnen in drei bis vier Trainingseinheiten hintereinander möglich ist, ohne große Ermüdung die leichte Übung mit mindestens 4-mal 15 Wiederholungen zu absolvieren.

Je nach Tagesform fällt einem das Training leichter oder schwerer. Erhöhen Sie den Schwierigkeitsgrad erst dann, wenn die Übungen Ihnen wiederholt leicht fallen.

Kräftigung der Beinmuskulatur
■ Wadenmuskulatur
Variante 1

Stützen Sie sich mit den Händen an eine Wand, und stellen Sie sich langsam auf die Zehenspitzen. Halten Sie diese Position zwei Sekunden lang. Senken Sie den Körper langsam ab, ohne mit den Fersen den Boden zu berühren. Beginnen Sie zunächst beidbeinig. Wenn Sie dies sicher beherrschen, dann versuchen Sie, die Übung auch einbeinig zu bewältigen. Die Wiederholungen und Serien gelten dann pro Bein.

Ausgangsposition   Endposition

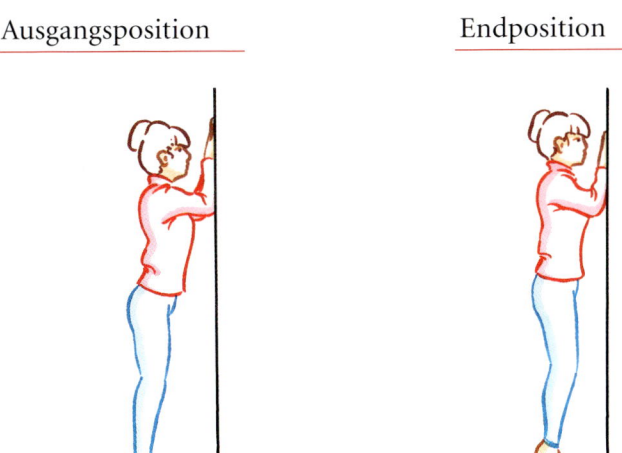

Wiederholungen:
  15–20
Pause: 30–60 Sekunden
Serien: 3–4

Variante 2

Schwieriger wird die Übung, wenn Sie sich mit den Ballen auf eine Stufe, ein dickes Buch oder ein Podest stellen und so aus einer Vordehnung heraus trainieren. Stützen Sie sich ebenfalls ab, stellen Sie sich langsam auf die Zehenspitzen, und halten Sie die Position zwei Sekunden, bevor Sie den Körper langsam wieder senken. Machen Sie die Übung zunächst beidbeinig, später einbeinig.

Wiederholungen:
15–20
Pause: 30–60 Sekun-
den
Serien: 3–4

Ausgangsposition

Endposition

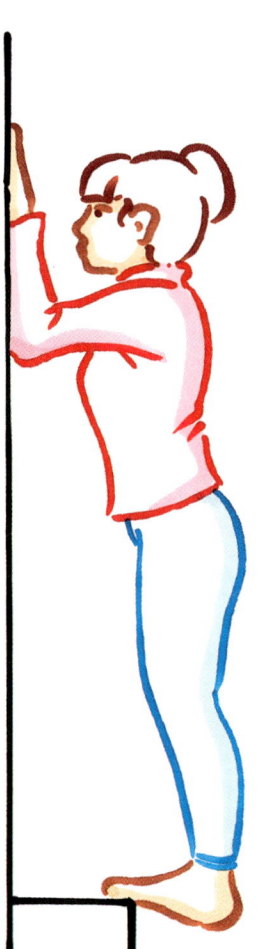
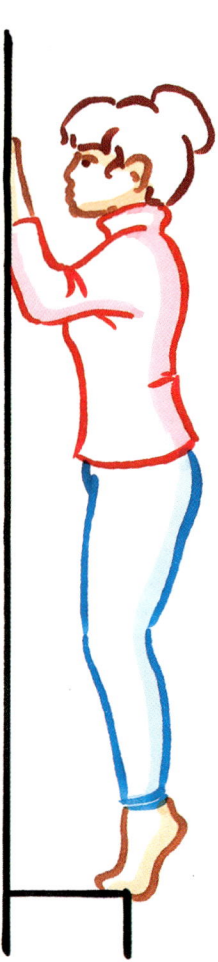

Insgesamt koordi-
nieren 38 Fuß- und
Beinmuskeln direkt
die Fuß- und Bein-
bewegungen.

■ Oberschenkelbeugemuskulatur

Variante 1

Legen Sie in Rückenlage beide Beine mit den Fersen auf einen Stuhl. Heben Sie nun Gesäß und Lendenwirbelsäule langsam vom Boden ab, und halten Sie diese Position 10 bis 30 Sekunden lang. Senken Sie das Gesäß langsam wieder ab.

Fällt Ihnen diese Übung leicht, dann legen Sie nur ein Bein auf den Stuhl, das andere Bein halten Sie abgewinkelt in der Luft. Heben, und senken Sie das Gesäß wie beschrieben.

Ausgangsposition

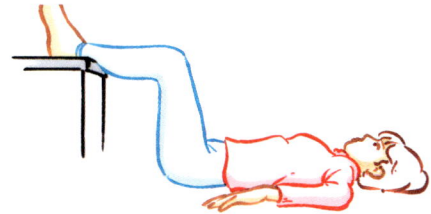

Dauer: 10–30 Sekunden
Pause: 30–60 Sekunden
Serien: 4–6

Endposition

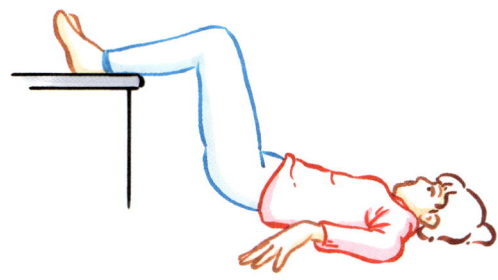

Variante 2

Für ein dynamisches, aber auch schwierigeres Training ersetzen Sie den Stuhl durch einen Gymnastikball. Nehmen Sie die oben beschriebene Ausgangsposition ein, und schieben Sie nun den Ball langsam vor und zurück, indem Sie beide Beine abwechselnd strecken und beugen. Beugen Sie sich bewusst und langsam. Der Ball darf nicht zur Seite wegrollen.

Mit dem Gymnastikball muss die Ruhelage, die ein Stuhl schon besitzt, erst nach und nach erkämpft werden.

Diese Übung kann ebenfalls einbeinig durchgeführt werden. Dies setzt ein gewisses Maß an Gleichgewichtsfähigkeit voraus und eignet sich deshalb sehr gut als Koordinationstraining.

→ Achten Sie dabei auf einen geraden Rücken! Beugen Sie die Knie maximal 90 Grad.

Wiederholungen:
  15–20
Pause: 30–60 Sekun-
  den
Serien: 3–4

Ausgangsposition

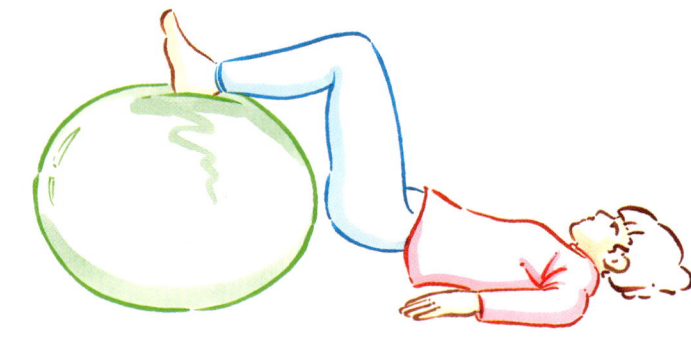

Endposition

Atmen Sie gleich-
mäßig, wenn Sie
Übungen zur Stär-
kung der Muskula-
tur durchführen.

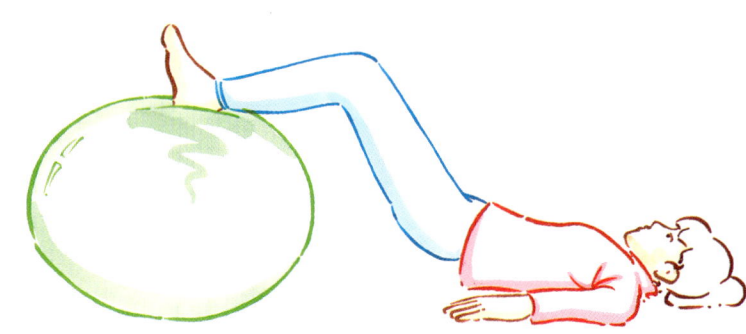

■ Oberschenkelstreckmuskulatur

Variante 1

Lehnen Sie sich mit einem Ball (Gymnastikball, Fußball, Massageball), der in Höhe der Schulterblätter aufliegt, an eine Wand. Stellen Sie sich zunächst gerade hin, und gehen Sie dann ungefähr eine bis eineinhalb Fußlängen nach vorne. Stehen Sie möglichst breitbeinig, wobei die Fußspitzen leicht nach außen zeigen. Die Arme hängen seitlich herunter, mit den Handflächen nach vorne. Gehen Sie aus dieser Position langsam in die Kniebeuge, wobei Sie sich vorstellen, Sie würden sich auf einen Stuhl setzen. Dann richten Sie sich wieder auf.

Wenn Sie diese Übung mit einem Massageball durchführen, einem so genannten Igel, dann kommen Sie gleichzeitig in den Genuss einer Rückenmassage.

→ Beugen Sie die Beine maximal um 90 Grad.

Diese Übung dient auch der Kräftigung der hinteren Oberschenkelmuskulatur.

Ausgangsposition   Endposition

Wiederholungen: 15–20
Pause: 30–60 Sekunden
Serien: 3–4

Variante 2
Nehmen Sie Schrittstellung ein, wobei Sie mit der Fußspitze ein Stuhlbein berühren. Verlagern Sie Ihr Gewicht auf das vordere Bein, die Arme sind hinter dem Rücken verschränkt. Beugen Sie

nun die Oberschenkel, so weit Sie können, jedoch höchstens bis an das Stuhlbein. Die Belastung bleibt auf dem vorderen Bein.

→ Achten Sie bei dieser Übung auf einen geraden Rücken!

Wiederholungen:
  15–20
Pause: 30–60 Sekunden
Serien: 3–4

Ausgangsposition   Endposition

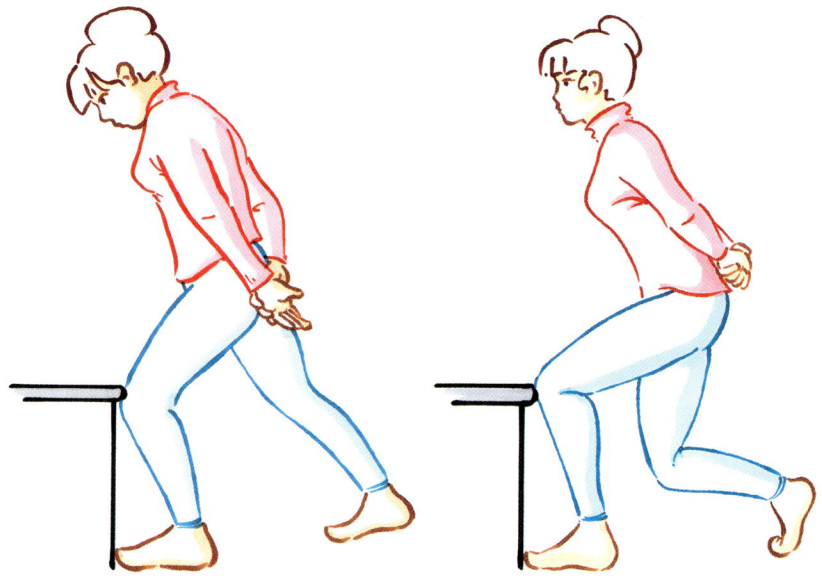

Muskeln, auch einfach »Fleisch« genannt, bilden zwei Fünftel des Körpergewichts.

■ Gesäßmuskulatur
Variante 1

Legen Sie sich in Seitenlage auf den Boden, und beugen Sie das untere Bein. Aus dieser Position ziehen Sie das obere Bein abwechselnd zum Körper, und strecken Sie es parallel zum Boden gerade aus. Die Fußspitze ist dabei angezogen und zeigt nach vorne. Vermeiden Sie eine Ausweichbewegung des Rumpfes, und halten Sie Ihren Rücken möglichst gerade.

Endposition

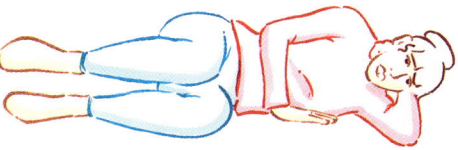

Ausgangsposition

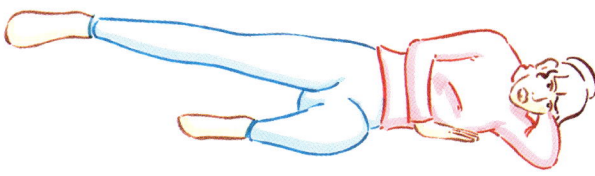

Wiederholungen:
15–20
Pause: 30–60 Sekun-
den
Serien: 3–4 pro Bein

Variante 2

Legen Sie sich wie bei Variante 1 in der Seitenlage auf den Boden, und beugen Sie das untere Bein. Heben und senken Sie nun langsam das gestreckte obere Bein, ohne es abzulegen, leicht über die Horizontale. Die Fußspitze zeigt dabei nach vorne. Der Rumpf bleibt stabil! Für beide Varianten ist es wichtig, dass Sie nicht ins Hohlkreuz ausweichen. Der Ausweichbewegung können Sie entgegenwirken, indem Sie Bauch- und Gesäßmuskulatur anspannen.

Ausgangsposition

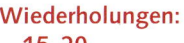

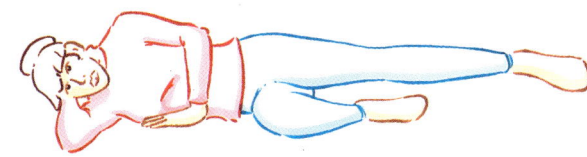

Wiederholungen:
15–20
Pause: 30–60 Sekun-
den
Serien: 3–4 pro Bein

Endposition

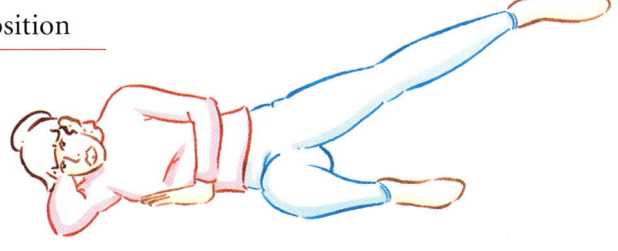

■Hüftstreckmuskulatur

Variante 1

Gehen Sie zunächst in den Armstütz. Dabei liegen die Handflächen, Knie und Fußspitzen am Boden auf. Heben Sie nun ein Bein, bis der Oberschenkel mit dem Rücken eine Gerade bildet. Das Bein bleibt dabei gebeugt.

→ Vorsicht! Weichen Sie nicht ins Hohlkreuz aus.

Wiederholungen:
15–20
Pause: 30–60 Sekunden
Serien: 3–4

Ausgangsposition

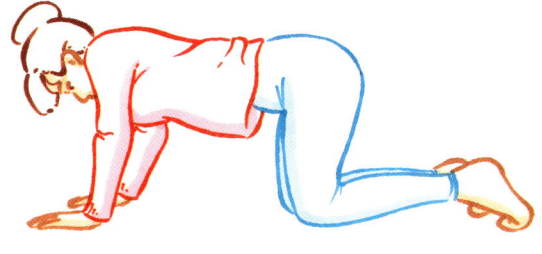

Endposition

Gymnastikbänder hemmen die Kraft, wodurch die Trägheit noch stärker überwunden werden soll.

Variante 2

Für eine stärkere Belastung verwenden Sie ein Gymnastikband: Greifen Sie mit beiden Händen die Enden des Bandes, und legen Sie es um die Fußsohle. Das jeweilige Bein wird nun gegen den Widerstandes des Bandes gerade nach hinten gestreckt.

→ Gymnastikbänder gibt es in verschiedenen Längen und Stärken, was sich jeweils auf den Widerstand auswirkt.

Ausgangsposition

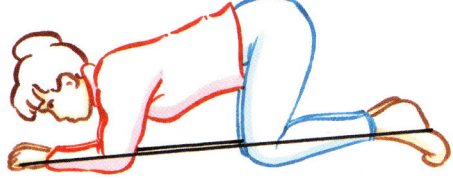

Wiederholungen:
15–20
Pause: 30–60 Sekun-
den
Serien: 3–4

Endposition

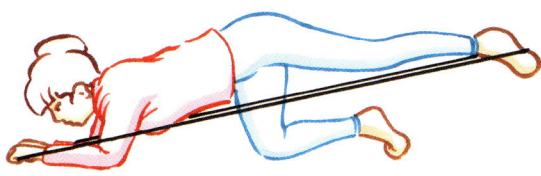

Kräftigung der Rumpfmuskulatur
■**Bauchmuskulatur**

Variante 1

Legen Sie ein kleines, festes Kissen unter die Lendenwirbelsäule. Die Beine werden angewinkelt mit den Fersen aufgestellt. Versuchen Sie nun, mit der Lendenwirbelsäule das Kissen in den Boden zu drücken.

Ausgangsposition

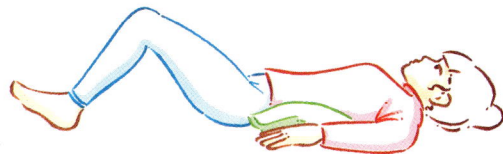

Endposition

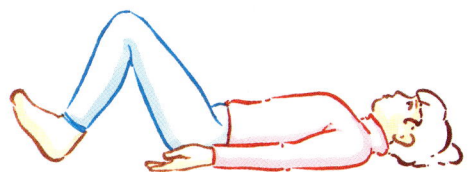

Wiederholungen:
15–20
Pause: 30–60 Sekun-
den
Serien: 3–4

Variante 2

Legen Sie sich auf den Rücken. Die Beine werden angewinkelt mit den Fersen aufgestellt, und die Arme liegen mit der Handfläche nach oben rechts und links neben dem Körper. Pressen Sie die Fersen gegen den Boden, und heben Sie den Kopf an, bis die Schultern frei liegen. Die untere Wirbelsäule bleibt während der Übung auf dem Boden.

→ Halten Sie den Kopf während der Übung stabil, indem Sie versuchen, ein »Doppelkinn« zu machen!

Ausgangsposition

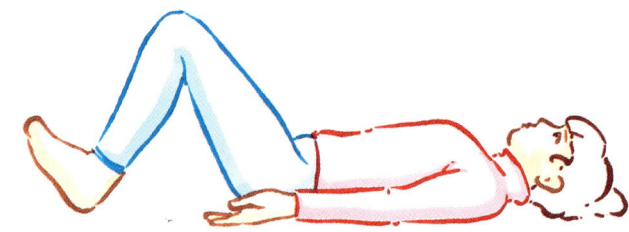

Wiederholungen:
15–20
Pause: 30–60 Sekunden
Serien: 3–4

Endposition

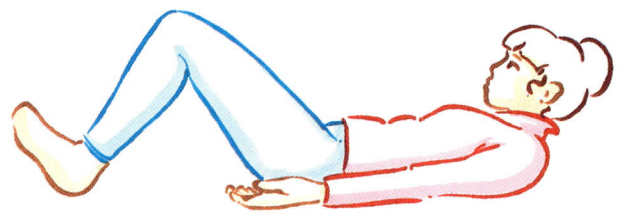

Variante 3

Als nächste Schwierigkeitsstufe verschränken Sie die Hände hinter dem Kopf, wenn Sie die Schultern anheben. Achten Sie auch hier auf den Fersendruck in die Unterlage, und versuchen Sie, die Ellenbogen weit nach hinten zu ziehen, während die Schulterblätter nach unten gespannt werden.

Um diese Übung etwas leichter zu machen, sollte eine zweite Person die Fußgelenke festhalten.

→ Vermeiden Sie es, mit den Händen am Kopf zu ziehen. Die Arme dienen nur der leichten Unterstützung.

Ausgangsposition

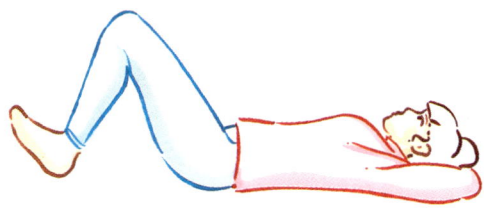

Endposition

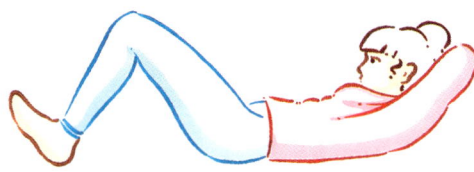

Wiederholungen:
  15–20
Pause: 30–60 Sekun-
  den
Serien: 3–4

Variante 4

Die Übung wird schwieriger und trainiert gleichzeitig die Koordination, wenn sie mit dem Gymnastikball ausgeführt wird. Dazu
legen Sie sich rücklings auf den Ball, die Beine werden im rechten Winkel an der Wand aufgestellt. Heben und senken Sie den
Oberkörper, ohne die Position des Balles zu verändern.
→ Diese Variante ist nur für Geübte geeignet!

Ausgangsposition   Endposition

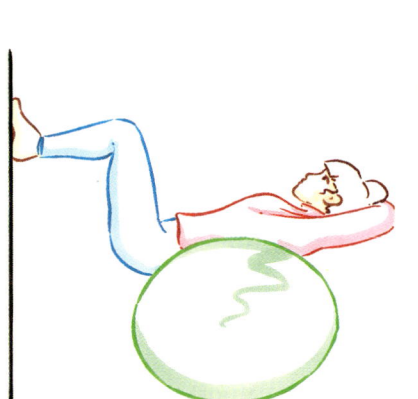 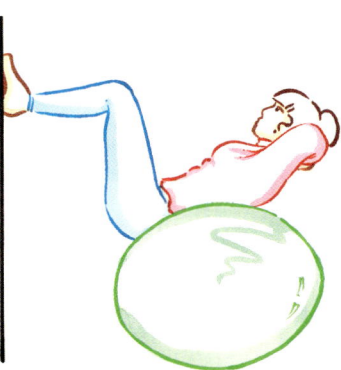

Wiederholungen:
  15–20
Pause: 30–60 Sekun-
  den
Serien: 3–4

Nach der Übungsreihe zur Bauchmuskulatur wird Ihr Kreislauf »Freudensprünge« machen.

■ Schräge Bauchmuskulatur

Variante 1

Legen Sie sich auf den Rücken. Stellen Sie ein Bein angewinkelt mit der Ferse auf. Legen Sie den anderen Fuß auf das angewinkelte Bein, wobei das Knie weit nach außen zeigt. Schieben Sie mit beiden Armen (Handflächen zeigen nach vorne) neben dem nach außen zeigenden Knie nach vorne, so als ob Sie etwas Schweres wegschieben wollten. Die Ferse des aufgestellten Beines drückt während der Übung gegen den Boden.

→ Achten Sie auf eine stabile Kopfhaltung!

Ausgangsposition

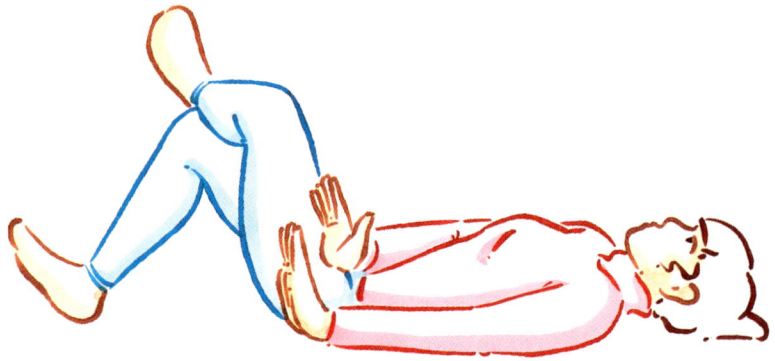

Wiederholungen:
  15–20
Pause: 30–60 Sekunden
Serien: 3–4

Endposition

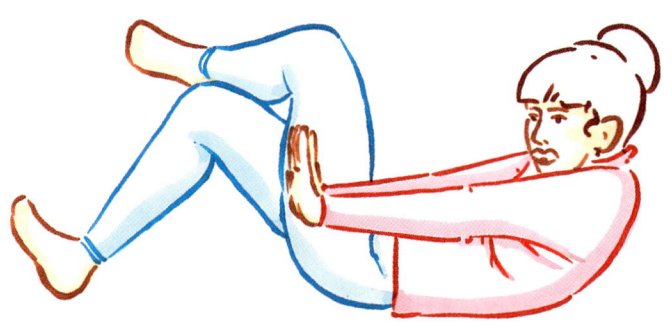

Variante 2

Schwieriger wird es, wenn Sie bei der ansonsten gleichen Übung die Hände am Hinterkopf verschränken, wobei die Ellenbogen nach außen zeigen.

Ausgangsposition   Endposition

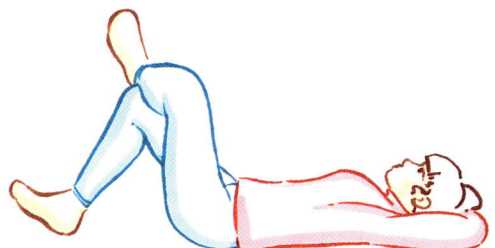
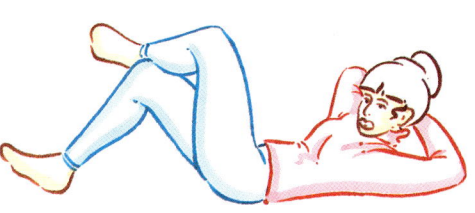

■ Rückenmuskulatur

Variante 1

Legen Sie sich auf den Bauch, mit den Armen neben dem Körper. Spreizen Sie die Beine leicht, und drehen Sie die Füße nach außen, sodass die Fußspitzen zur Seite zeigen. Heben Sie nun die Arme seitlich vom Körper ab (Handflächen zeigen zum Boden), indem Sie die Schulterblätter zur Wirbelsäule ziehen, und halten Sie diese Position 10–30 Sekunden lang. Der Kopf wird dabei mit Blick zur Matte ebenfalls leicht angehoben.

→ Vermeiden Sie ein Hohlkreuz, indem Sie die Füße während der Übungen fest in die Unterlage drücken.

Wiederholungen:
15–20
Pause: 30–60 Sekunden
Serien: 3–4

Ausgangsposition

Dauer: 10–30 Sekunden
Pause: 30–60 Sekunden
Serien: 3–4

Endposition

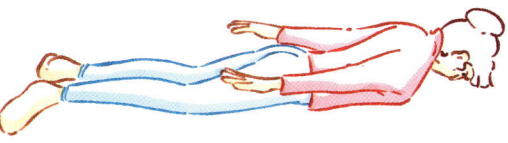

Achten Sie unbedingt darauf, bei allen Übungen tief und fließend zu atmen.

Variante 2

Eine Steigerung der Belastung erzielen Sie, indem Sie die Arme in einer »U-Haltung« nach außen anheben. Versuchen Sie, die Hände auf Höhe des Kopfes zu bringen, wobei die Daumen zur Decke zeigen.

Ausgangsposition

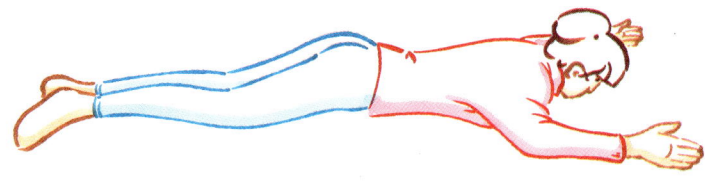

Dauer: 10–30 Sekunden
Pause: 30–60 Sekunden
Serien: 3–4

Endposition

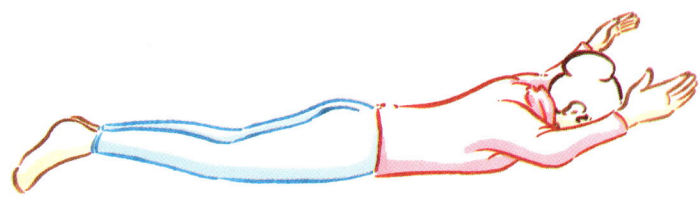

Variante 3

Wenn Sie diese Übung mit dem Gymnastikball durchführen, wird die Wirbelsäule aktiv bewegt. Legen Sie sich dazu waagrecht auf den Ball, und stützen Sie sich mit den Füßen an einer Wand ab. Die Oberschenkel liegen während der gesamten Übung auf dem Ball. Heben und senken Sie aus dieser Position langsam den Oberkörper.

→ Vermeiden Sie eine Überstreckung ins Hohlkreuz!

Ausgangsposition

Endposition

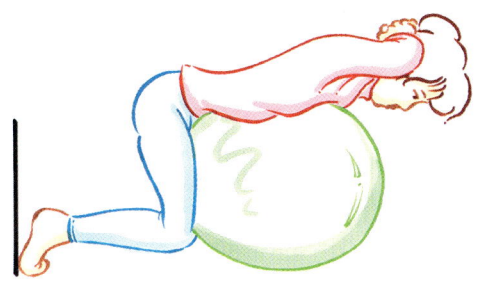
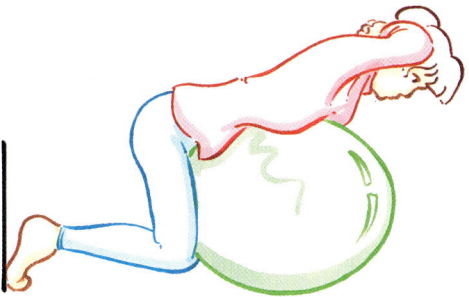

Wiederholungen:
15–20
Pause: 30–60 Sekunden
Serien: 3–4

■ Seitliche Rumpfmuskulatur

Variante 1

Legen Sie sich in der Seitenlage mit ausgestreckten Beinen auf den Boden. Halten Sie den Oberkörper stabil, indem Sie sich mit dem oberen Arm vorne abstützen. Versuchen Sie nun, beide Beine mit angezogenen Fußspitzen von der Unterlage abzuheben und in dieser Position zu halten.

Nach vier bis sechs Serien drehen Sie sich um, und wiederholen Sie die Übung für die andere Seite.

Ausgangsposition

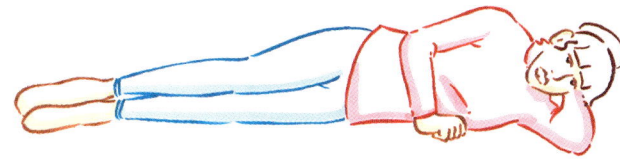

Endposition

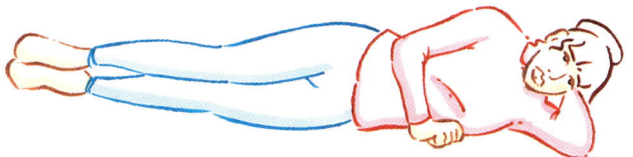

Dauer: 10–30 Sekunden
Pause: 30–60 Sekunden
Serien: 4–6

85

Beim Armstrecken wirkt die Kontraktion dem Beugemuskel des Bizeps entgegen.

Variante 2

Legen Sie sich in der gleichen Position wie in Variante 1 auf den Boden, und stützen Sie sich ab. Um die Übung schwieriger zu machen, strecken Sie den oben liegenden Arm Richtung Decke, und halten Sie ihn so. Dann heben und senken Sie langsam nur das obere Bein. Das untere Bein ist dabei etwas vom Boden abgehoben und bleibt in dieser Stellung. Nach drei bis vier Serien wechseln Sie die Seiten.

→ Achten Sie darauf, dass Ihr Körper während der gesamten Übung eine Linie bildet.

Ausgangsposition

Endposition

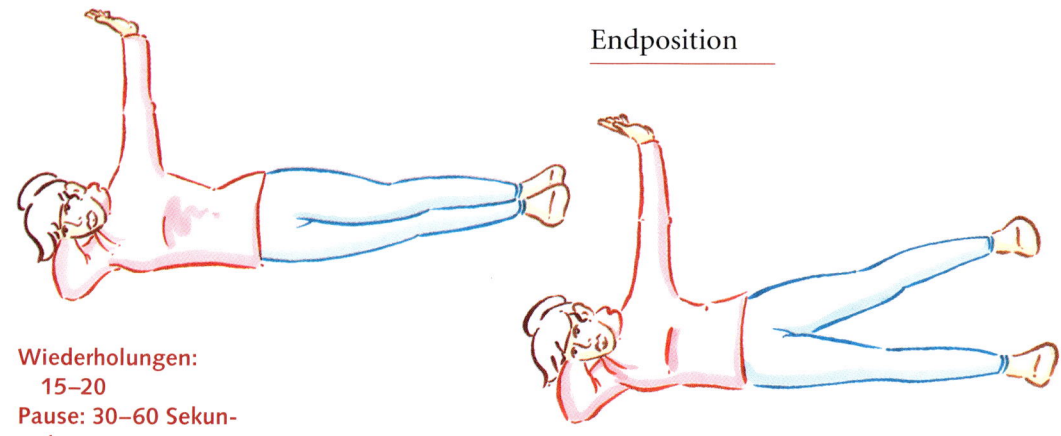

Wiederholungen:
15–20
Pause: 30–60 Sekunden
Serien: 3–4

Kräftigung der Armstreck- und Schultermuskulatur

Variante 1

Stützen Sie sich auf einen stabilen hüfthohen Gegenstand (z. B. Tisch). Die Arme sind dabei schulterbreit aufgesetzt, Rumpf und Arme sollen in der Ausgangsstellung einen rechten Winkel bilden. Beugen Sie nun die Ellenbogen so weit, dass die Brust die Tischkante fast berührt.

Achten Sie darauf, dass Sie weder den Rumpf noch die Beine beugen. Die Bewegung erfolgt nur über die Streckbewegung der Arme.

Ausgangsposition   Endposition

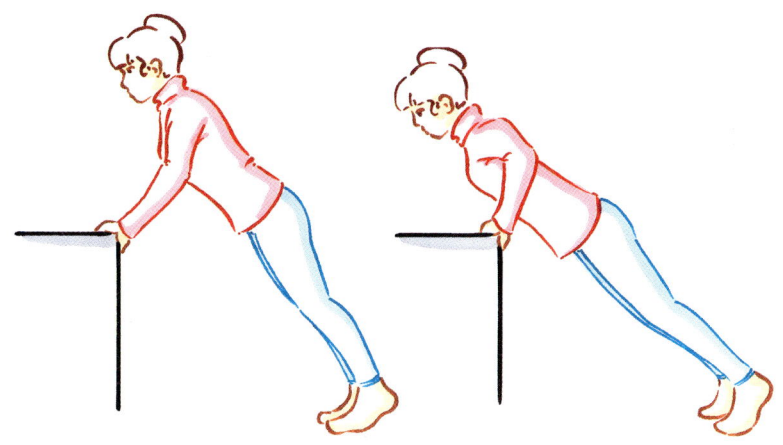

Wiederholungen:
  15–20
Pause: 30–60 Sekun-
  den
Serien: 3–4

Variante 2

Knien Sie sich auf den Boden. Stützen Sie sich mit den Ellbogen am Boden so ab, dass die Oberschenkel leicht nach vorne geneigt sind. Versuchen Sie nun, Ihre Schultern so weit wie möglich den Handgelenken zu nähern, ohne mit dem Bauch und den Oberschenkeln den Boden zu berühren.

→ Spannen Sie dabei Bauch und Gesäß an, damit der Rücken stabil und gerade bleibt.

Ausgangsposition

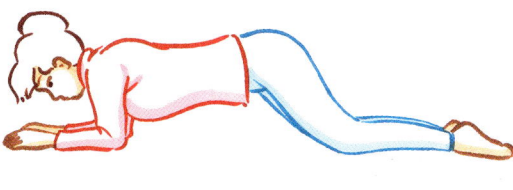

Endposition

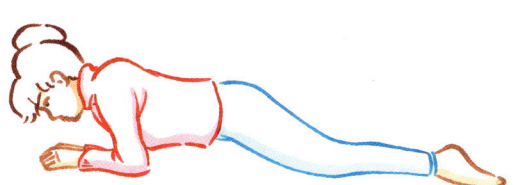

Wiederholungen:
  15–20
Pause: 30–60 Sekun-
  den
Serien: 3–4

Variante 3

Stützen Sie sich an der Kante eines stabilen Stuhls oder Hockers auf. Stellen Sie sich mit rechtwinklig gebeugten Beinen auf die Fersen. Nun beugen Sie Ihre Arme, und senken Sie dadurch das Becken, bis sich die Stuhlkante etwa auf Gürtelhöhe befindet.

→ Halten Sie während der Übung den Schultergürtel stabil, und vermeiden Sie eine Mitbewegung des Kopfes!

Ausgangsposition

Wiederholungen:
12–15
Pause: 30–60 Sekun-
den
Serien: 3–4

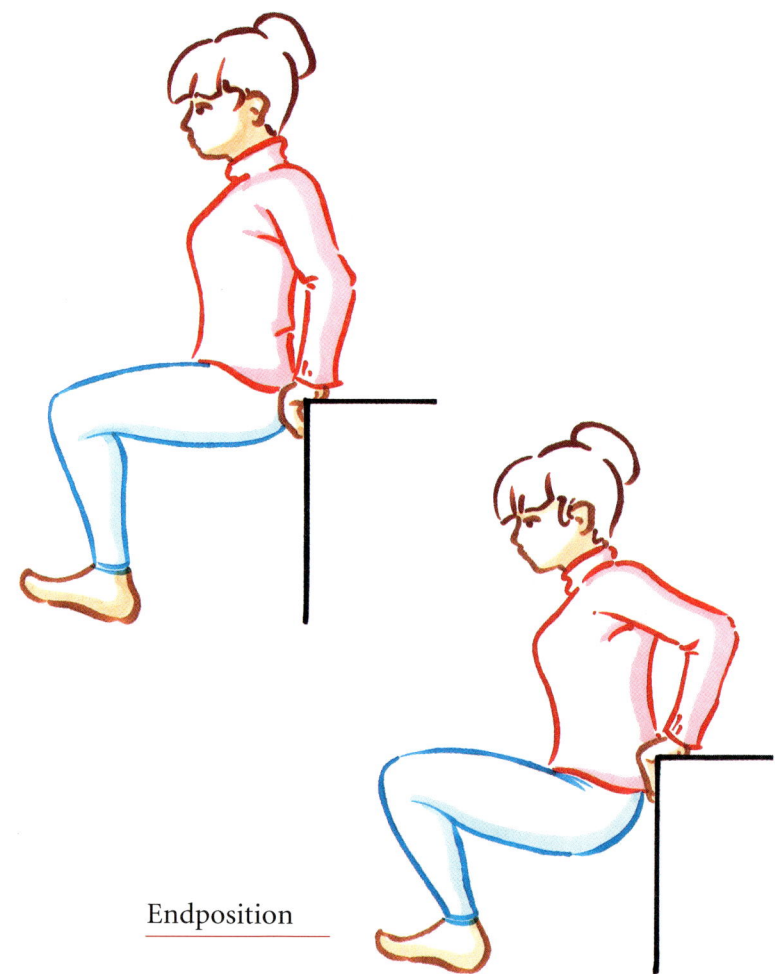

Endposition

Diese Übung
eignet sich auch als
Aufwärmübung vor
dem Sport.

Beweglichkeits- und Dehnungsübungen

Dehnungsübungen sind essenzielle Bestandteile jedes Trainings. Sie sollen sowohl vor als auch nach dem Training absolviert werden, weil sie die Muskeln auf das Training vorbereiten helfen und die Regeneration unterstützen.

Wenn man kalte Muskeln direkt voll belastet, ist die Verletzungsgefahr für Muskeln und Gelenke sehr viel größer. Während der Dehnungsübungen tragen viele Sportler noch etwas wärmere Kleidung über dem Sportdress, die sie erst ausziehen, wenn die Aufwärmphase abgeschlossen ist und es an das eigentliche Training geht.

Die folgenden Übungen betreffen die am häufigsten verkürzten Muskelgruppen. Berücksichtigen Sie Ihre persönlichen Voraussetzungen, die Sie durch die Beweglichkeitstests geprüft haben, und versuchen Sie, sich gezielt zu verbessern.

Häufiger und schonend zu dehnen ist wesentlich effektiver, als unter Zeitdruck möglichst viel erreichen zu wollen!

Regeln für Dehnungsübungen

■ Beim Aufwärmen machen Sie jede Übung dreimal etwa fünf bis zehn Sekunden lang.

■ Wenn Sie das ganze Programm absolviert haben, machen Sie die Übungen dreimal etwa 20–60 Sekunden (Cool-Down). Vor allem die trainierten Muskelgruppen sollten ausgiebig gedehnt werden.

■ Achten Sie immer auf eine entspannte Ausgangsstellung. Sorgen Sie daher für eine bequeme Unterlage (Gymnastikmatte, Isomatte).

■ Vermeiden Sie ruckartige Bewegungen. Gehen Sie langsam in die Endposition, bis Sie ein leichtes Ziehen spüren. Es darf nicht weh tun!

■ Vorsicht! Dabei nicht mit großem Kraftaufwand federn, wippen oder reißen. Ansonsten riskieren Sie Verletzungen.

■ Nehmen Sie sich zum Dehnen Zeit, und konzentrieren Sie sich auf die Entspannung des Muskels. Das erhöht den Effekt wesentlich.

Dehnungsübungen eignen sich besonders gut zur morgendlichen Gymnastik.

Die Beinmuskulatur dehnen
■ Wadenmuskulatur

Stützen Sie sich mit leicht nach vorne gebeugtem Oberkörper gegen eine Tischkante oder Wand. Gehen Sie in Schrittstellung:

➤ Das hintere Bein ist gestreckt, Sie stehen auf den Fußspitzen.

➤ Das vordere Bein ist leicht gebeugt.

Beugen Sie das vordere Bein, und schieben Sie die Ferse des hinteren Beins langsam Richtung Boden. Halten Sie die Position 20–60 Sekunden.

Dauer: 20–60 Sekunden
Serien: 3 pro Bein

Ausgangsposition   Endposition

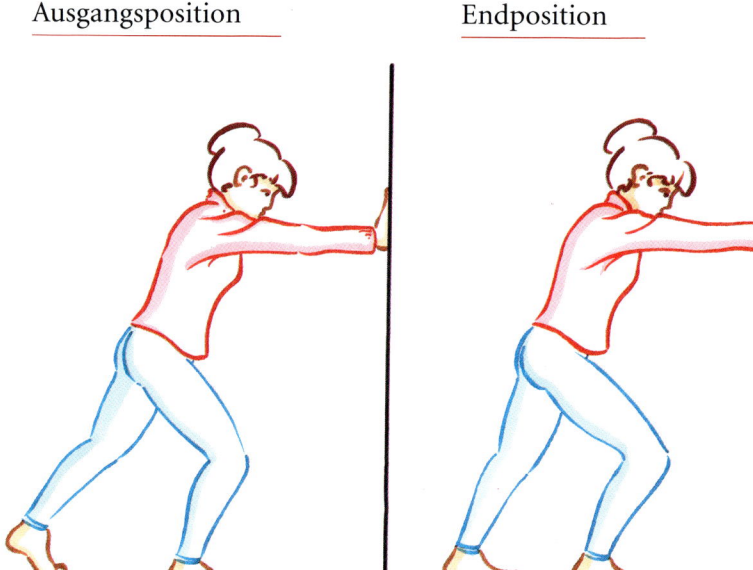

■ Beinbeugemuskulatur

Die Übungen sind eine gute Grundlage für den Freizeitsport.

Legen Sie sich auf den Rücken. Beugen Sie ein Bein, und ziehen Sie es in Richtung Oberkörper. Das andere Bein bleibt dabei gestreckt am Boden liegen. Fixieren Sie mit den Händen den Oberschenkel. Versuchen Sie nun, aus dieser Position langsam das Kniegelenk zu strecken, bis die Dehnung spürbar wird. Halten Sie diese Position 20–60 Sekunden. Die Fußspitzen bleiben dabei entspannt.

→ Achten Sie darauf, dass das am Boden aufliegende Bein bei der Übung durchgestreckt bleibt!

Ausgangsposition   Endposition

Dauer: 20–30 Sekunden
Serien: 3 pro Bein

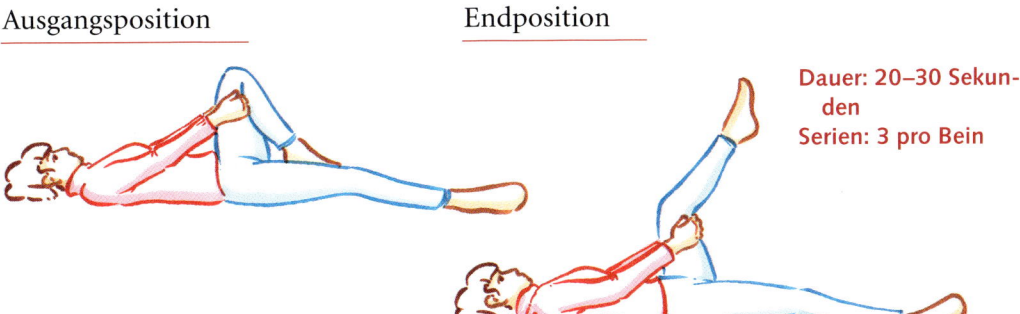

■ Oberschenkelstreckmuskulatur

Legen Sie sich in Seitenlage auf den Boden. Umfassen Sie mit der oberen Hand den Fußrücken des oberen Beines. Das untere Bein liegt dabei nach vorne gestreckt auf dem Boden. Strecken Sie zunächst die Hüfte, und ziehen Sie dann langsam die Ferse zum Gesäß. Das gedehnte Bein sollte dabei parallel zum Boden gehalten werden. Halten Sie diese Stellung für 20–60 Sekunden.

→ Achten Sie auf einen geraden Rücken. Die Lendenwirbelsäule soll nicht ins Hohlkreuz ausweichen.

Ausgangsposition

Dauer: 20–60 Sekunden
Serien: 3 pro Bein

Endposition

91

■ Hüftbeugemuskulatur

Knien Sie sich hin, und setzen Sie einen Fuß nach vorne. Um eine stabile Ausgangsposition zu ermöglichen, stützen Sie sich an einer Wand oder einem Tisch ab. Verlagern Sie das Gewicht auf das vordere Bein, um das Hüftgelenk des rückgestellten Beines langsam zu strecken. Halten Sie die Position 20–60 Sekunden.

→ Achten Sie während der Dehnung auf einen geraden Rücken. Das hintere Bein darf nicht nach innen ausweichen.

Ausgangsposition

Dauer: 20–60 Sekunden
Serien: 3 pro Seite

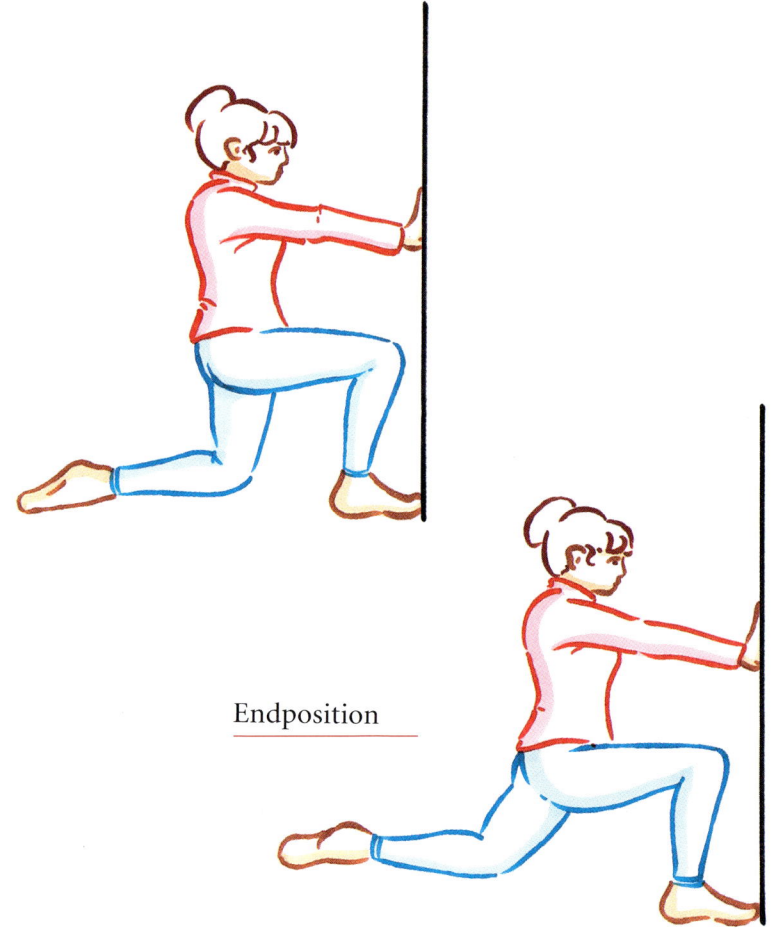

Endposition

Kapseln und Bänder reagieren empfindlich auf plötzliche und harte Bewegungen.

■ Innere Oberschenkelmuskulatur

Setzen Sie sich auf den Boden dicht mit dem Rücken vor eine Wand. Stellen Sie die Beine auf, und ziehen Sie beide Fersen mit den Händen zum Gesäß. Versuchen Sie zunächst die Wirbelsäule möglichst gerade aufzurichten, sodass der gesamte Rücken Kontakt zu Wand bekommt.

Nun legen Sie die Hände auf die Knie und führen die Kniegelenke mit sanftem Druck nach außen in Richtung Boden. Halten Sie diese Position für 20–60 Sekunden.

Wenn Sie es nicht schaffen, die Wirbelsäule ganz aufzurichten, dann ziehen Sie die Fersen nicht ganz so nahe Richtung Gesäß – die Übung darf nicht weh tun, höchstens etwas ziehen.

Dehnungsübungen für die Rückenmuskulatur lassen sich gut beim morgendlichen Räkeln im Bett vornehmen.

Ausgangsposition

Dauer: 20–60 Sekunden

Endposition

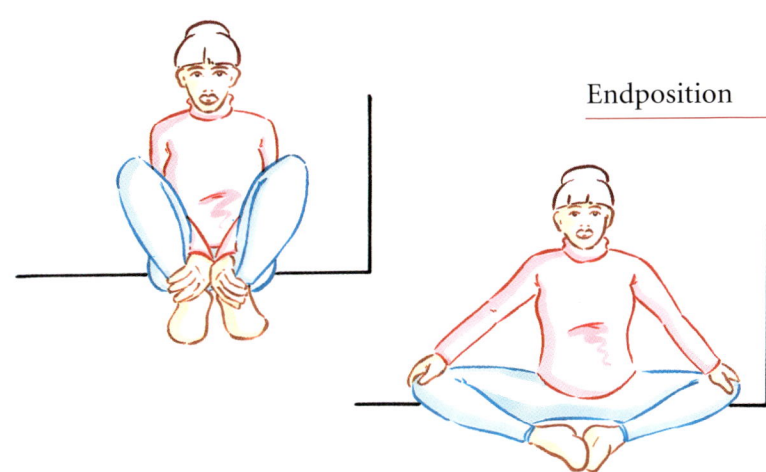

Die Rückenmuskulatur dehnen
■ Rückenstreckmuskulatur
Rundung der Wirbelsäule

Legen Sie sich auf den Rücken. Ziehen Sie Ihre gebeugten Beine so weit an, dass die Oberschenkel den Oberkörper berühren. Umfassen Sie von außen mit den Händen die Kniegelenke. Ziehen Sie die Beine weiter zum Oberkörper, und schieben Sie den

Kopf zwischen die Knie. Versuchen Sie, sich so klein wie möglich zu einem »Päckchen« zusammenzurollen, und halten Sie diese Position 20–60 Sekunden.

Ausgangsposition

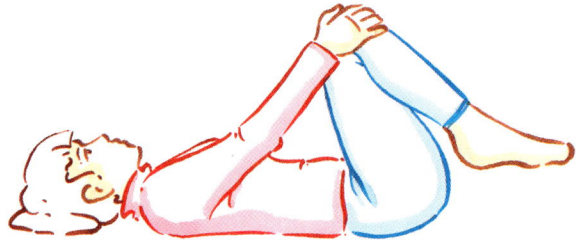

Endposition

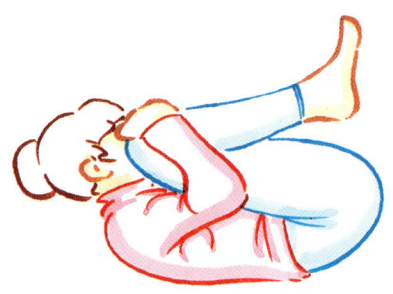

Dauer: 20–60 Sekunden
Serien: 3

Drehdehnlage

Legen Sie sich auf die Seite. Beugen Sie das obere Bein und halten es mit dem unteren Arm am Boden. Das untere Bein bleibt gestreckt. Drehen Sie nun langsam die Schulter mit gestrecktem Arm nach hinten. Halten Sie diese Position 20–60 Sekunden.
→ Das Kniegelenk des oberen Beines muss während der Dehnung am Boden liegen bleiben.

Ausgangsposition

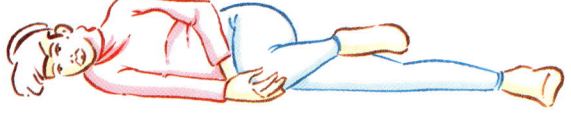

Endposition

Dauer: 20–60 Sekunden
Serien: 3 pro Seite

■ Seitliche Rumpfmuskulatur

Sie liegen auf dem Rücken, strecken einen Arm über dem Kopf aus und legen ihn hinter dem Kopf ab. Der andere Arm liegt am Boden. Neigen Sie den gesamten Körper auf eine Seite (in Rückenlage), indem Sie den oberen gebeugten Arm zur Gegenseite schieben. Halten Sie die Position 20–60 Sekunden.

→ Achten Sie unbedingt darauf, dass der gesamte Körper Kontakt zum Boden hat.

Ausgangsposition

Dauer: 20–60 Sekunden
Serien: 3 pro Seite

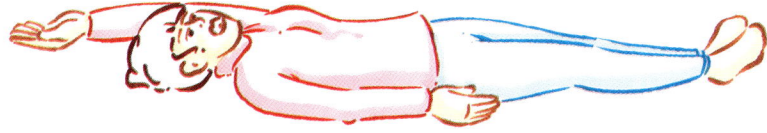

Endposition

Vergessen Sie bitte nicht, regelmäßige Pausen zwischen den Übungen einzulegen.

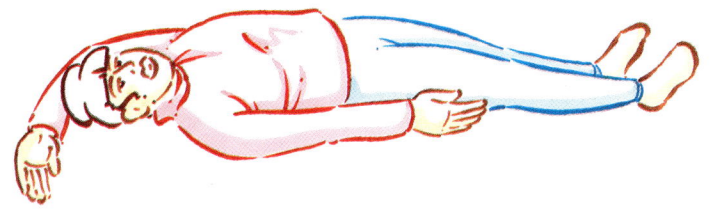

■ Seitliche Halsmuskulatur

Führen Sie die nebenstehende Übung auf jeder Seite dreimal aus.

Setzen Sie sich auf einen Stuhl. Fassen Sie mit einer Hand an die Sitzfläche, mit der anderen Hand greifen Sie über den Kopf zum gegenüberliegenden Ohr. Ziehen Sie den Kopf sanft (!) und ohne großen Kraftaufwand (!) in die Seitneige, bis Sie eine leichte Dehnung spüren. Die weitere Dehnung erfolgt über eine leichte Seitneigung des Oberkörpers. Halten Sie diese Position 20–60 Sekunden.

→ Die Intensität der Dehnung wird über die Seitneigung des Oberkörpers reguliert, nicht über starken Zug am Kopf!

Dauer: 20–60 Sekunden
Serien: 3 pro Seite

Ausgangsposition   Endposition

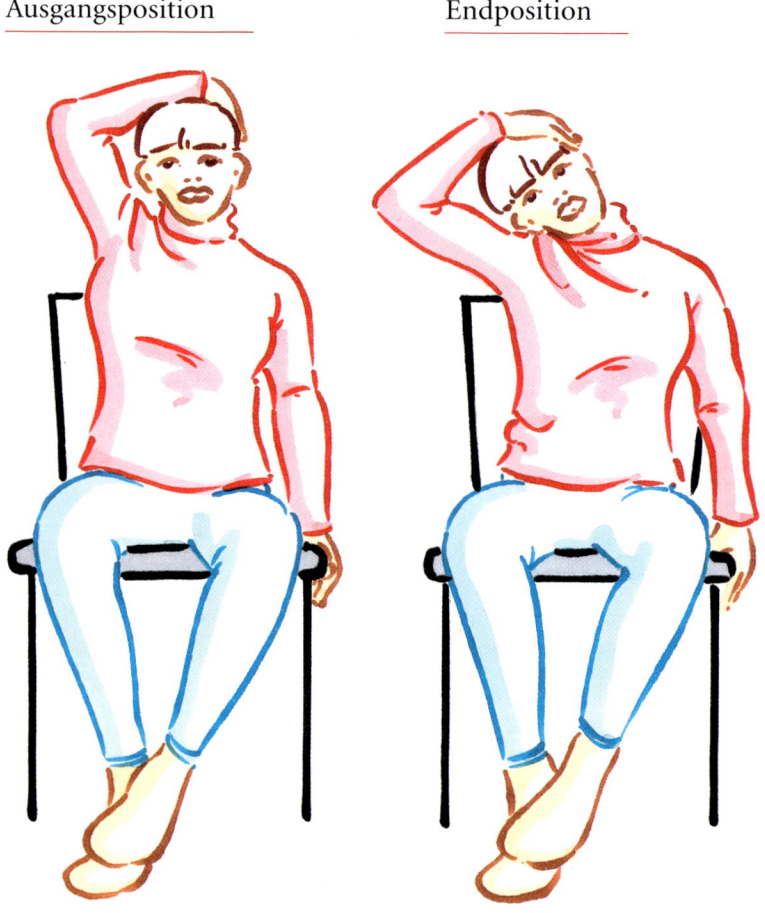

Dehnung der Schulter- und Armmuskulatur
■ Übung 1

Legen Sie einen Unterarm mit der Kleinfingerkante der Hand an einen Türrahmen an. Der Oberarm ist waagrecht. Drehen Sie nun den Rumpf vom Arm weg, bis Sie eine Dehnung in der Brustmuskulatur spüren, die Sie 20–60 Sekunden halten. Variieren Sie die Griffhöhe, indem Sie den Oberarm etwas oberhalb und unterhalb der Waagrechten positionieren.

→ Achten Sie auf einen geraden Rücken!

Ausgangsposition

Endposition

Dauer: 20–60 Sekunden
Serien: 3 pro Seite

Die hier aufgezeigten Übungen stellen nur ein Basisprogramm dar, das beliebig erweitert werden kann.

■ Übung 2

Knien Sie sich (auf einem Kissen) vor einen Stuhl, und legen Sie die Unterarme ausgestreckt auf die Sitzfläche. Senken Sie die Schulterpartie langsam zum Fußboden, bis Sie eine deutliche Dehnung an der Außenseite der Schulter spüren. Halten Sie die Position 20–60 Sekunden.7

Ausgangsposition

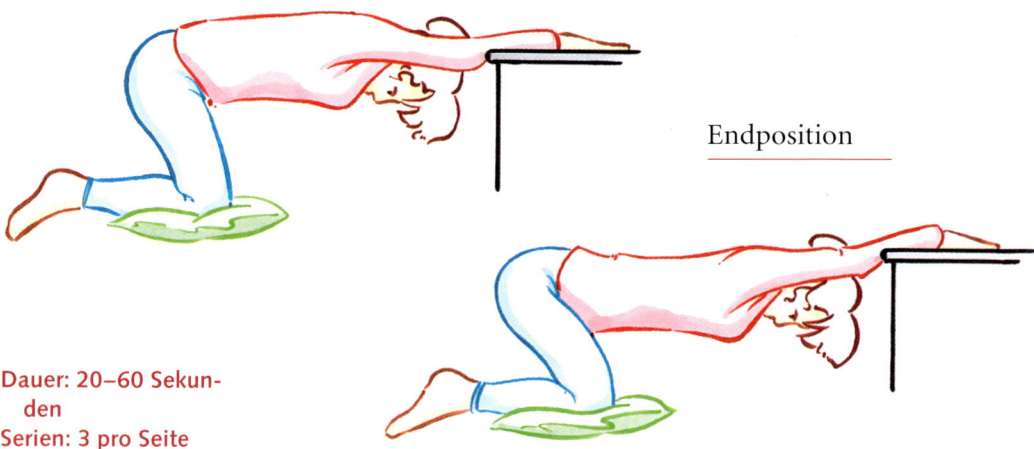

Endposition

Dauer: 20–60 Sekunden
Serien: 3 pro Seite

Koordinationsübungen

Zu den einzelnen Grundübungen gibt es jeweils ein paar Varianten, was das Training sehr abwechslungsreich macht.

Zur Durchführung des Koordinationstrainings beachten Sie bitte folgende Grundsätze:

➤ Führen Sie die Koordinationsübungen direkt nach dem Aufwärmen durch. Der Lernerfolg nach größeren Belastungen wie z. B. Ausdauer- oder Krafttraining ist weniger effektiv.

➤ Bereits bei geringem Zeitaufwand können deutliche Erfolge erzielt werden: Verschiedene Übungen lassen sich ohne größeren Zeitaufwand zwischendurch in den Alltag einbauen.

➤ Zu den einzelnen Aufgaben werden keine speziellen Zeitangaben gegeben, da es kein »allgemeingültiges« Trainingsprogramm gibt. Entscheiden Sie selbst, wie lange Sie sich den Koordinationsübungen widmen wollen. Der Spaß an den Übungen sollte in jedem Fall im Vordergrund stehen.

Die folgenden Übungen dienen schwerpunktmäßig der Gleichgewichtsschulung. Ein gut funktionierender Gleichgewichtssinn kann helfen, Verletzungen und Unfälle beim Sport und im Alltag zu vermeiden.

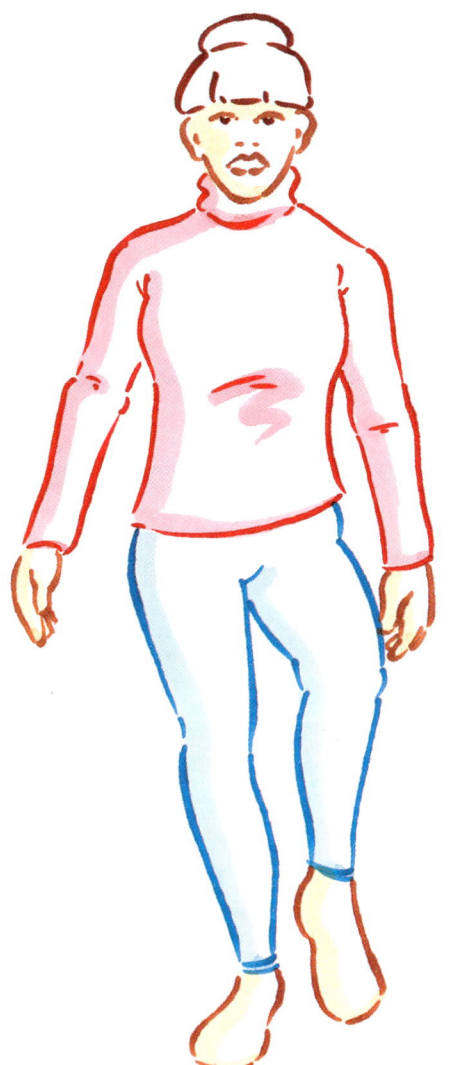

■ Einbeinstand

Stellen Sie sich auf ein Bein. Das andere Bein wird zunächst wenig, später weiter vom Boden abgehoben. Das Standbein soll leicht gebeugt sein.

Stehen Sie aufrecht, und versuchen Sie, die Balance zu halten.

Varianten

➤ Führen Sie mit dem Spielbein (abgehobenes Bein) verschiedene Bewegungen durch: Ziehen Sie z. B. den Oberschenkel an den Bauch, machen Sie mit dem Fuß kleine Kreise, oder strecken Sie das Bein abwechselnd nach vorne, nach hinten und zur Seite.

Der Gleichgewichtssinn ortet Verlagerungen der Schwere und vermittelt dadurch ein Bild der jeweiligen Lage im Raum.

Menschen, die in ihrem Beruf viel sitzen müssen, leiden oft an Gleichgewichtsproblemen.

Allgemein erweist sich der Vierfüßlerstand als günstig. Für Erwachsene ist gelegentliches Krabbeln eine geradezu erholsame Übung.

➤ Versuchen Sie, sich auf dem Standbein zu drehen.
➤ Schließen Sie die Augen.
➤ Drehen Sie den Kopf langsam nach links und rechts.
➤ Werfen Sie einen Gegenstand (z. B. einen Ball) von der linken Hand in die rechte Hand und umgekehrt.
➤ Stellen Sie sich auf einen unebenen Untergrund (z. B. ein Kissen oder eine Matratze), und führen Sie die verschiedenen Zusatzaufgaben aus.

■ »Vierfüßler«

Knien Sie sich im Vierfüßlerstand auf den Boden. Heben Sie gleichzeitig das rechte Bein und den linken Arm bis zur Waagrechten. Der gesamte Körper soll dabei in einer Ebene sein. Vermeiden Sie ein Hohlkreuz. Halten Sie die Position einige Sekunden, und wechseln Sie mehrmals die Seite.

Ausgangsposition

Endposition

Varianten

➤ Führen Sie die Bewegungen mit geschlossenen Augen aus.
➤ Versuchen Sie, die Übung auf einer unebenen Unterlage durchzuführen (z. B. auf einer Matratze).
➤ Heben Sie die Fußspitze des »Standbeins« vom Boden ab, sodass nur noch Knie und Handfläche den Untergrund berühren. Unterlagern Sie das Knie hierzu eventuell mit einem Kissen.

Bei der Übung »Vierfüßlerstand« sollten die Ellenbogen leicht gebeugt sein.

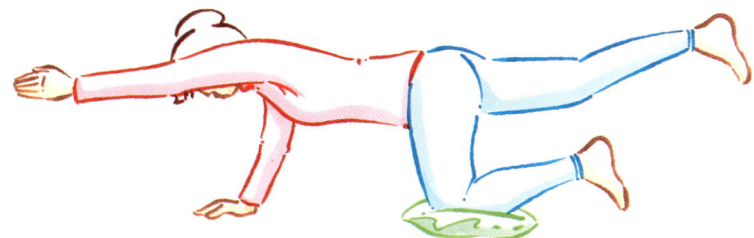

■ Auf der Linie bleiben

Setzen Sie in einer Linie direkt einen Fuß vor den anderen. Benützen Sie dazu einen Strich oder ein Sprungseil. Gehen Sie abwechselnd vorwärts und rückwärts, zunächst mit offenen Augen, dann mit geschlossenen Augen. Ziel ist, das Seil beziehungsweise die Linie nicht zu verlassen.

Eine Linie ohne Abweichungen entlangzuschreiten zeigt sehr einfach die Fähigkeit, das Gleichgewicht zu halten, wie jeder weiß, der Alkoholisierte in Schlangenlinie gehen sah.

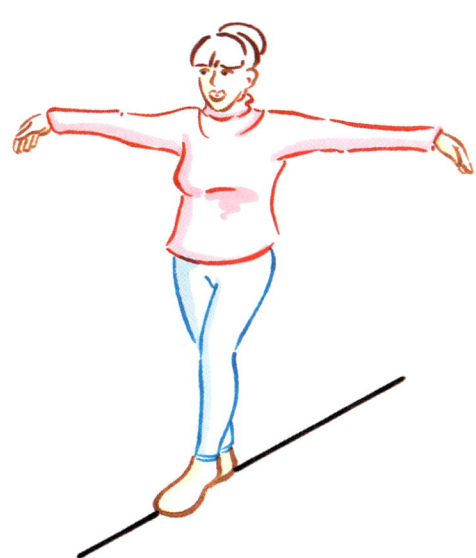

Variante

Legen Sie mit dem Seil eine Kurve bzw. eine Schlangenlinie aus, und versuchen Sie, dieser zu folgen.

■ Einfacher Ballsitz

Setzten Sie sich aufrecht auf einen Gymnastikball. Heben Sie ein Bein vom Boden ab, ohne die Sitzposition zu verändern, und versuchen Sie, das Gleichgewicht zu halten.

Der Ballsitz eignet sich für Personen, die viel am Schreibtisch arbeiten und dadurch eine »verhockte« Haltung haben.

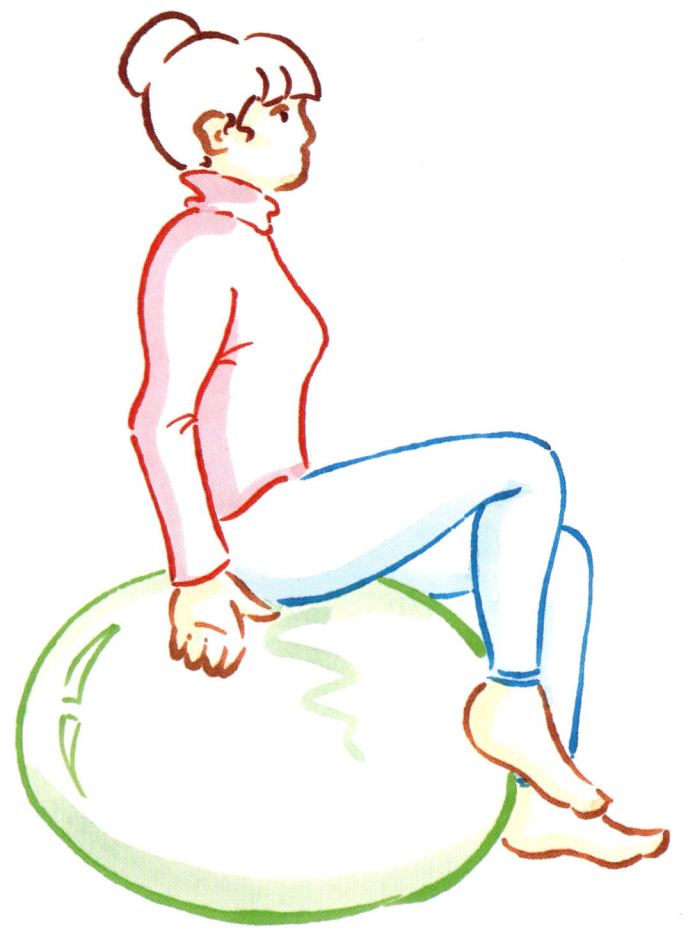

Varianten

➤ Schließen Sie die Augen.

➤ Federn oder hopsen Sie einbeinig mit unterschiedlichem Bewegungsausmaß.

➤ Stellen Sie sich abwechselnd auf die Ferse und den Fußballen.

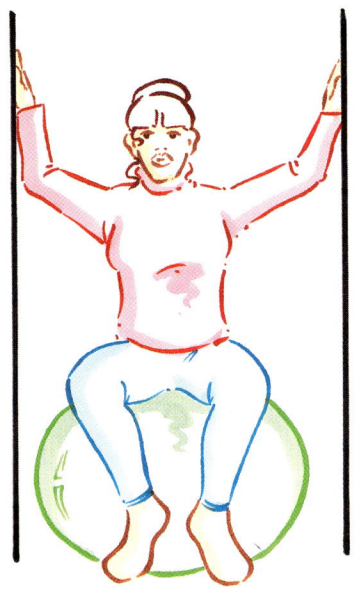

Ballsitz für Fortgeschrittene

Setzen Sie sich aufrecht auf einen Gymnastikball. Versuchen Sie, bei aufrechter Haltung durch entsprechende Gewichtsverlagerung beide Beine vom Boden abzuheben und auszubalancieren. Führen Sie diese Übung zur Erleichterung und Sicherheit in einem Türrahmen aus. Halten Sie sich zunächst mit beiden Händen fest, bis Sie die richtige Ausgangsposition gefunden haben. Versuchen Sie nun, die Aufgabe »freihändig« zu bewältigen.

Die Anschaffungskosten für einen Sitzball werden teilweise sogar von den Krankenkassen getragen.

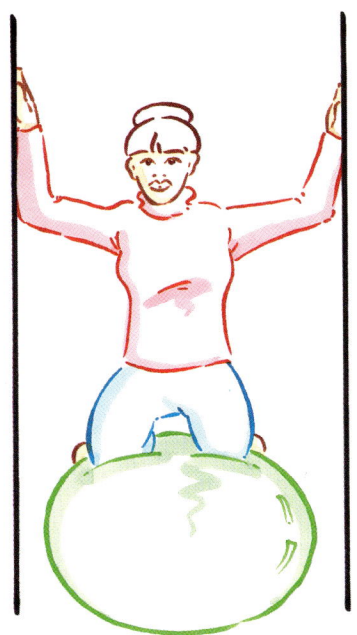

Varianten
➤ Schließen Sie die Augen.
➤ Versuchen Sie, leicht zu federn.

Knien auf dem Ball für Fortgeschrittene

Knien Sie sich hüftbreit auf einen Gymnastikball, und stützen Sie sich an einen Türrahmen. Bei richtiger Balance und Gewichtsverlagerung versuchen Sie nun, nacheinander beide Hände wegzunehmen.
→ Achten Sie auf einen geraden Rücken!

Hinweis: Das Ballknien ist nicht ganz ungefährlich. Am besten bitten Sie jemanden um Hilfestellung.

Varianten

➤ Schließen Sie die Augen.

➤ Heben und senken Sie den Körper, indem Sie die Beine strecken und beugen.

Schnelligkeitsübungen

Es folgen Übungen zur Verbesserung der Reaktionsschnelligkeit sowie Aufgaben zur Verbesserung der Frequenzschnelligkeit. Die Reaktionsschnelligkeit ist die Fähigkeit, auf einen Reiz in kürzester Zeit zu reagieren. Die Frequenzschnelligkeit ist die Fähigkeit, fortlaufende Bewegungen mit höchster Geschwindigkeit auszuführen.

Übungen zum Schnelligkeitstraining gehören an den Anfang Ihres Programms, da das Training im ermüdeten Zustand nicht sehr effizient ist.

Ein Reaktionstraining ist aus gesundheitlicher Sicht für jeden mit einer normalen Belastbarkeit geeignet. Wenn Sie Ihre Frequenzschnelligkeit trainieren möchten, sollten Sie allerdings folgende Grundregeln beachten:

➤ Voraussetzung ist eine volle Belastbarkeit des Herz-Kreislauf-Systems. Bei Beeinträchtigungen wie z. B. Bluthochdruck oder Herzrhythmusstörungen sollten Sie derartige Belastungen unbedingt vermeiden.

➤ Wärmen Sie sich vor dem Training gründlich auf.

➤ Innerhalb eines Trainingsprogramms wird die Schnelligkeit direkt nach dem Aufwärmen, noch vor der Koordination trainiert.

➤ Trainieren Sie nicht im ermüdeten Zustand wie zum Beispiel nach einer Laufeinheit oder einem Krafttraining.

➤ Die Übungen sind für sportlich aktive Personen gedacht.

Das Nervensystem und die Muskelorgane müssen zum Erreichen von Schnelligkeit rasch und effektiv zusammenarbeiten. Dazu ist eine maximale Leistung innerhalb kürzest möglicher Zeit erforderlich. Besonders geeignete Trainingsformen sind u. a. Sprints und Kurzstreckenlauf sowie Weitsprung, Eisschnelllauf, Squash, Handball und auch Fechten. Letzteres benötigt auch ein großes Maß an Koordination. Zudem bringen reine Schnelligkeitsübungen wenig Kalorienverbrauch.

■ **»Tappings«**

Variante 1

Setzen Sie sich auf einen Stuhl oder Gymnastikball. Versuchen Sie nun, abwechselnd rechts und links mit den Fußspitzen schnellstmöglich gegen den Boden zu »trommeln«. Die Fersen dürfen den Boden nicht berühren. Die Oberschenkel sollen nur minimal abgehoben werden.

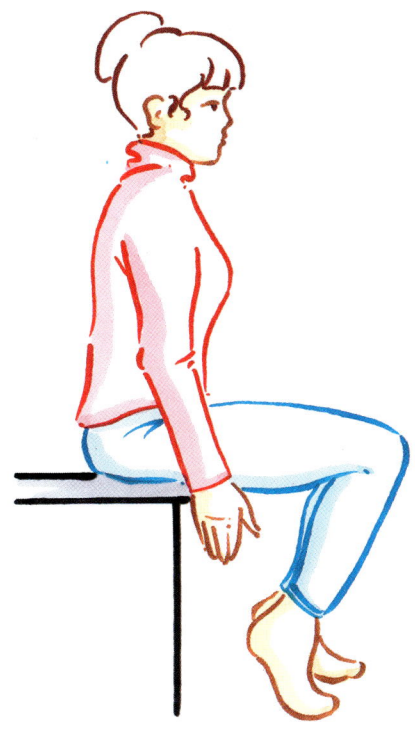

Dauer: 10–15 Sekunden
Pause: 2 Minuten
Serien: 4

Variante 2

Setzen Sie sich aufrecht auf einen Gymnastikball. Versuchen Sie, wie bei der vorherigen Übung mit den Füßen gegen den Boden zu trommeln und dabei gleichzeitig in Minischritten nach vorne zu tippen. Halten Sie den Oberkörper senkrecht. Die Beine bleiben während der gesamten Übung im rechten Winkel aufgestellt.
→ Versuchen Sie, den Oberkörper während der Übung möglichst senkrecht zu halten!

In der englischen Umgangssprache sind Tappings leichte Schläge oder Klapse.

Dauer: 2- bis 3-mal
  nach vorne und
  zurück tippen
Pause: 2 Minuten
Serien: 4

Ausgangsposition

Endposition

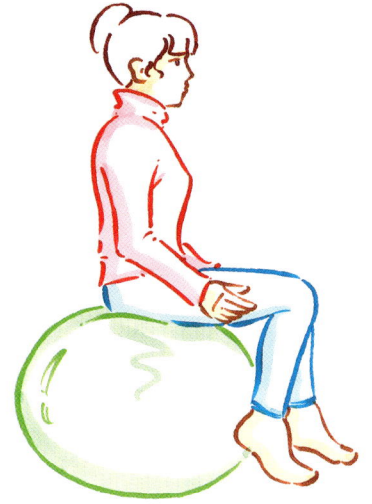

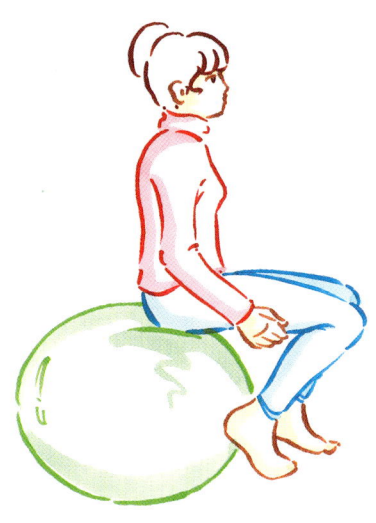

■ Balltrommel

Legen Sie in Rückenlage die gebeugten Beine auf den Ball, der an der Wand liegt. Das Gesäß soll dabei dicht am Ball liegen. Versuchen Sie nun, abwechselnd den rechten und linken Unterschenkel mit kleinstmöglichen Bewegungen und maximaler Geschwindigkeit gegen den Ball zu trommeln.

→ Der Ball bleibt ruhig liegen, indem Sie ihn zwischen Wand und Gesäß fixieren!

Dauer: 10 Sekunden
Pause: 2 Minuten
Serien: 4

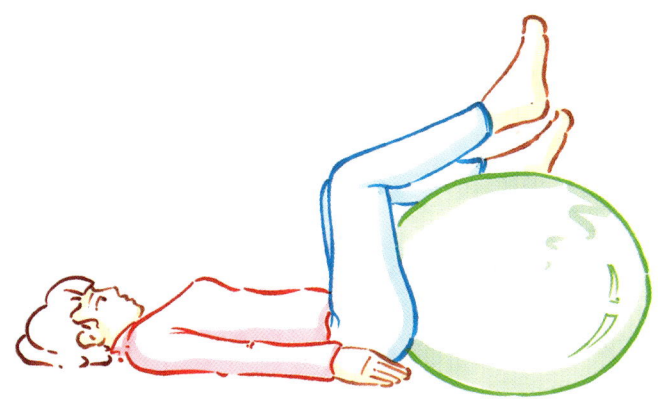

■ Reaktionsschnelligkeit

Sie benötigen für diese Übung einen Partner, der einen Tennis-
ball in der Hand hält, sein Handrücken zeigt nach oben. Sie stehen sich gegenüber, und Sie halten beide ausgestreckten Hände
unter den Ball. Ihre gespreizten Daumen berühren sich, die Handflächen zeigen nach unten. Ihre Aufgabe ist es, den fallenden Ball
ohne vorherige Absprache abzufangen. Der Ausgangsabstand
zum Ball sollte dabei nach und nach verringert werden.

*Der Zeitraum zwi-
schen dem Erfassen
der Situation und
ihrer Beantwortung
weist auf Ihre per-
sönliche Reaktions-
schnelligkeit hin,
wobei die »Schreck-
zeit« am ehesten
reduzierbar ist.*

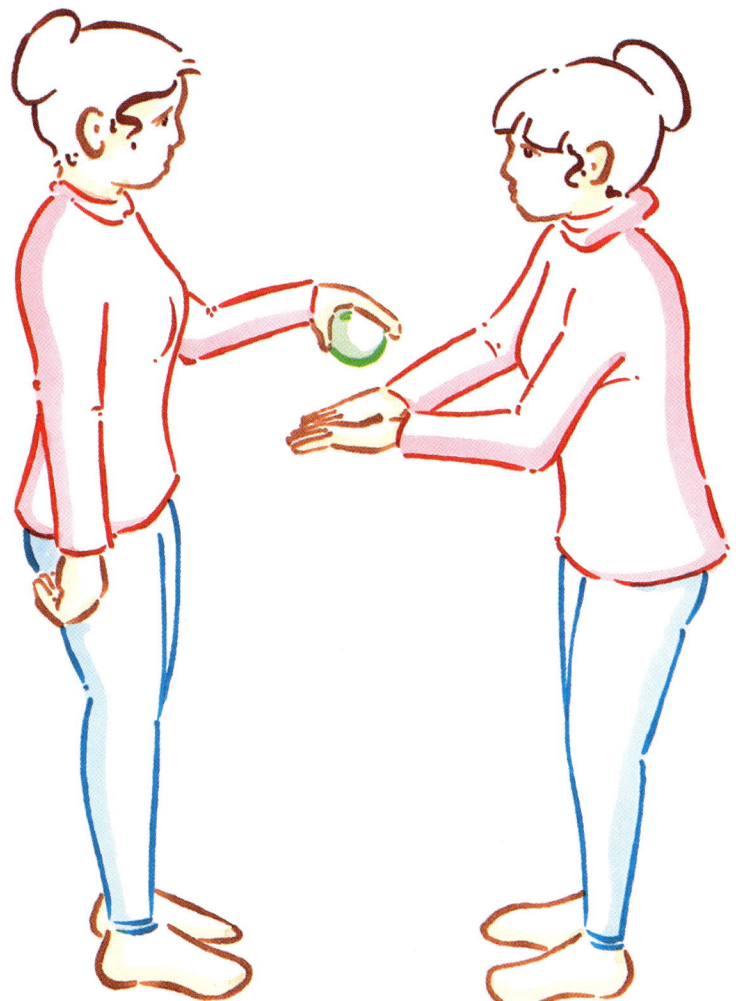

Welche Sportart trainiert was

Vielleicht fragen Sie sich, ob es nicht eine Sportart gibt, die alle motorischen Grundeigenschaften trainiert und gleichzeitig soviel Spaß macht, dass man regelmäßig etwas tut. Wir verraten wohl kein Geheimnis, wenn wir sagen, dass es das leider nicht gibt. Dennoch wollen wir Ihnen einen kleinen subjektiven Überblick über verschiedene populäre Sportarten geben. Die Tabellen zeigen, wie Sie die Eigenschaften Ausdauer, Kraft, Beweglichkeit, Koordination und Schnelligkeit prozentual trainieren.

Spielsportarten

Vor allem beim Fußballspielen ist Ihr Körper höherer Verletzungsgefahr ausgesetzt.

Spielsportarten wie Fußball, Tennis oder Basketball haben einen großen Vorteil: Sie machen Spaß. Dies mag an der Geselligkeit oder am Wettkampfcharakter liegen, wichtig ist nur, dass dies ein Grund ist, sich regelmäßig zu bewegen. Ein Nachteil besteht darin, dass die Verletzungs- und Überlastungsgefahr nicht nur für ältere Menschen größer ist als zum Beispiel bei Ausdauersportarten.

Gleichmäßiges Training der motorischen Eigenschaften

	Ausdauer	Kraft	Beweglichkeit	Koordination	Schnelligkeit
Fußball	30%	15%	15%	20%	20%
Tennis	25%	15%	10%	35%	15%
Basketball	30%	25%	10%	15%	20%
Volleyball	10%	45%	15%	15%	15%

(nach Jonath/Krempel 1989)

Ausdauersportarten:

Aus medizinischer Sicht ist, gerade für ältere Menschen, den Ausdauersportarten der Vorzug zu geben. Sie beugen vielen Erkrankungen des Herz-Kreislauf-Systems vor. Manche Menschen vermissen bei Ausdauersportarten allerdings die Geselligkeit. Oft werden sie auch als langweilig und zu anstrengend empfunden.

Training des Herz-Kreislauf-Systems

	Ausdauer	Kraft	Beweglichkeit	Koordination	Schnelligkeit
Schwimmen	50%	20%	10%	15%	5%
Radfahren	60%	20%	5%	5%	10%
Jogging	70%	10%	5%	5%	10%
Walking	80%	5%	5%	5%	5%
Inline-Skating	60%	15%	5%	15%	5%

(eigene Angaben)

Alpine Sportarten:

Sie leben von ihrem Erlebniswert. Tausende fahren jedes Jahr in die entsprechenden Orte, um sich sportlich zu betätigen. Der Nachteil von alpinen Sportarten: Sie können nicht regelmäßig ausgeübt werden. Vor allem der alpine Skisport birgt ein erhebliches Verletzungsrisiko für Ungeübte.

Ausdauertraining mit Erlebniswert

	Ausdauer	Kraft	Beweglichkeit	Koordination	Schnelligkeit
Skifahren	25%	25%	10%	30%	10%
Langlauf	50%	20%	10%	15%	5%
Bergwandern	60%	15%	10%	10%	5%

(eigene Angaben)

Die ideale Sportart:

Die ideale Sportart kann nur jeder für sich persönlich finden. Aus medizinischer Sicht scheint eine Sportart geeignet, in idealer Weise Ausdauer-, Kraft-, Beweglichkeits- und Koordinationstraining zu kombinieren: das alpine Langlaufen. Mit dieser Sportart bleiben Sie ein Leben lang gesund, fit und beweglich. Ein Nachteil ist, dass der Anfahrtsweg oft zu lang, der organisatorische Aufwand groß ist. Wie wäre es dann mit einer Sportart, die fast genauso ideal ist: Inline-Skating mit Stöcken.

Die Motive für regelmäßigen Sport können Geselligkeit, Leistung oder auch Naturerlebnis sein.

Über dieses Buch

Impressum

Es ist nicht gestattet, Abbildungen und Texte dieses Buches zu digitalisieren, auf PCs oder CDs zu speichern oder auf PC s/Computern zu verändern oder einzeln oder zusammen mit anderen Bildvorlagen/ Texten zu manipulieren, es sei denn mit schriftlicher Genehmigung des Verlages.

Midena Verlag
© 1999 Weltbild Ratgeberverlage GmbH & Co. KG, Augsburg
Alle Rechte vorbehalten

Redaktion: Annette Gillich
Illustrationen:
ENTE Andreas Endres, Mönchengladbach
Bildredaktion:
Susanne Allende
Umschlag: Jan Michel
Layout: Fischer's DTP Studio, München
DTP/Satz: satz & repro Grieb, München
Reproduktionen:
Fotolito Longo, Frangart
Druck und Bindung:
Offizin Andersen Nexö – ein Betrieb der INTERDRUCK Graphischer Großbetrieb GmbH, Leipzig

Gedruckt auf chlorfrei gebleichtem Papier

Printed in Germany

ISBN 3-310-00627-1

Die Autoren

Christof Baur, geboren 1965, ist Diplomsportlehrer für Prävention und Rehabilitation und Magister Artium (M. A.) der Sportpädagogik, Psychologie und Pädagogik. Er war Dozent an einer Berufsfachschule für Physiotherapie und ist an einem Therapie- und Trainingszentrum tätig.

Bernd Thurner, geboren 1970, ist Diplomsportlehrer für Prävention und Rehabilitation. In dieser Funktion ist er zur Zeit an einem Therapie- und Trainingszentrum tätig. Durch die tägliche Arbeit mit Senioren in der Therapie und mit Physiotherapeuten konnten die Autoren umfangreiche Erfahrungen im Bereich »funktionelle Gymnastik« sammeln.

Quellennachweis

• Seiten 27, 31, 32 aus: »Funktionelles Bewegungstraining« von Peter Lenhart und Wolfgang Seibert. © Gesundheits-Dialog Verlag GmbH. Oberhaching 1991
• Seiten 43, 46 aus: »Seniorensport: Theorie und Praxis« von Gerhard Kirchner, Anette Rohm und Günter Wittemann. © Meyer & Meyer Fachverlag. Aachen
• Seiten 52, 54, 55 aus: »Fitness testen und trainieren« von Klaus Bös. © Copress Verlag GmbH. München 1996
• Seite 56 aus: »Bewegung, Sport und Gesundheit im Alter" von Heinz Meusel. © Quelle & Meyer Verlag. Wiesbaden
• Seite 108 aus: »Konditionstraining« von U. Jonath/R. Krempel. © by Rowohlt Taschenbuch Verlag GmbH. Reinbek 1981
Wir bedanken uns bei den Verlagen für die Abdruckgenehmigungen.

Bildnachweis

Bavaria Bildagentur GmbH & Co. KG, Gauting/München: 38 (TLC), 60 (VCL); Image Bank Bildagentur GmbH, München: 4 (Wilkinson), 6 (Barros & Barros), 7 (Kelly) 8 (Regine M.), 34 (Kasala), 37 (Romanelli); Tony Stone Associates GmbH, München: 5 (Madison); zefa visual media gmbh, Frankfurt: 2 (Rossi)
Titel: Paul Ehrenreich, München; Umschlagrückseite: Image Bank Bildagentur GmbH, München (Romanelli)

Haftungsausschluss

Die Inhalte des Buches sind sorgfältig recherchiert und erarbeitet worden. Dennoch können weder die Autoren noch der Verlag für alle Angaben im Buch eine Haftung übernehmen.

Stichwortverzeichnis